# PRÉFACE

NOUS avons donné à cet ouvrage le nom d'*Albert Moderne*, par opposition à un livre fort connu & déja ancien, divisé en deux parties, dont l'une porte le titre de *Secrets d'Albert le Grand*, & l'autre celui de *Petit Albert*. Qu'il nous soit permis de dire que nous mettons une différence considérable entre les Secrets de l'Albert Ancien, & ceux que nous donnons aujourd'hui. Une bonne partie des Secrets de l'Albert Ancien a pour objet des matieres un peu trop libres, & peu convenables à cette décence que l'on doit garder dans un ouvrage public. Nous rougirions d'en rapporter quelque exemple. Il y a plus: les personnes sensées se défient avec raison du succès que peuvent avoir ces sortes de Secrets. Que penser en effet d'un homme entêté de l'Astrologie judiciaire, & qui propose pour moyen de se faire aimer d'une personne, de composer un Talisman sous la constellation de Venus? Quel rapport peut avoir la Planète de ce nom, que le Vulgaire appelle l'Étoile du Berger, avec Vénus, que la Fable fait Mere des Amours? Il ose encore proposer pour la même fin d'avoir trois cheveux de la personne dont on veut être aimé, & de les lier avec trois des vôtres, en disant ces paroles: ô corps, puisses-tu m'aimer par la vertu efficace du *scheva*. C'est franchement, avoir recours à ces prétendus enchantemens qui choquent le bon-sens, & qui sont défendus par des loix respectables. A l'égard des autres Secrets qui n'ont pas pour objet ces sortes de matieres, il y en a quantité qui ont une mauvaise fin; mais dont bien des gens peu scrupuleux ou même trop crédules pourroient abuser. Il y en a d'autres qui ne peuvent être bons qu'à des joueurs de gobelets: d'autres enfin proposent des moyens dont la bisarrerie fait douter du succès.

Il n'en est pas ainsi de l'ouvrage que nous offrons au public Il contient une collection de différens secrets qui ont été communiqués par la voie des ouvrages périodiques depuis plus de vingt

# L'ALBERT MODERNE,

*OU*

## NOUVEAUX SECRETS ÉPROUVÉS ET LICITES,

*RECUEILLIS D'APRÈS LES DÉCOUVERTES LES PLUS RÉCENTES;*

Les uns ayant pour objet de remédier à un grand nombre d'accidens qui intéressent la santé:

*Les autres, quantité de choses utiles à sçavoir pour les différens besoins de la vie:*

D'autres enfin, tout ce qui concerne le pur agrément, tant aux Champs qu'à la Ville.

*Le tout divisé en trois parties, & rangé par ordre alphabétique.*

SECONDE ÉDITION

*Augmentée de plusieurs Secrets nouveaux.*

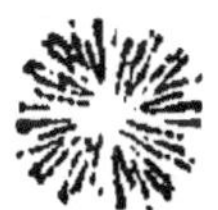

A PARIS,

Chez la Veuve DUCHESNE, Libraire, rue Saint Jacques, au-dessous de la Fontaine Saint Benoît, au Temple du Goût.

M. DCC. LXIX.

*Avec Approbation & Privilége du Roi.*

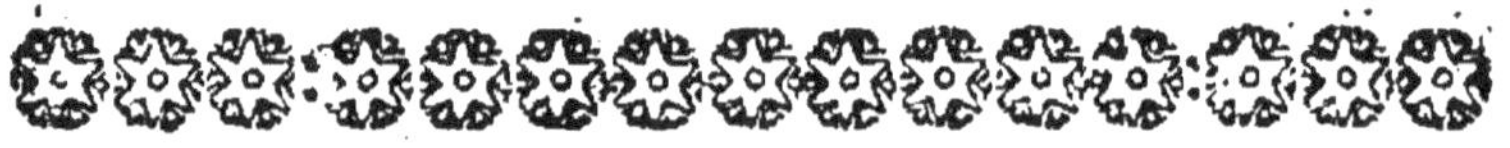

# AVIS DU LIBRAIRE

## Sur cette nouvelle Edition.

*CE Livre renferme des choses si nécessaires pour tous les Citoyens, que le Public s'est empressé de l'acquérir dès qu'il a paru.*

*Nous connoissons déja dix contrefactions faites dans les Provinces du Royaume, dont les fautes y sont sans nombre, & de très-grande conséquence pour les personnes qui voudroient faire usage des Secrets qui y sont indiqués. C'est ce qui a déterminé l'Editeur à publier cette nouvelle Edition. Si on veut bien se donner la peine de la parcourir, on s'appercevra qu'elle a été augmentée d'une quantité d'articles nouveaux qui ne sont ni moins intéressans ni moins curieux; ce qui nous fait esperer que le Public nous en sçaura quelque gré.*

ans, & par des personnes qui, après avoir fait une heureuse découverte, confirmée par plusieurs expériences, en ont fait part au Public, y étant excitées par le seul amour de l'humanité & pour être utiles à leurs semblables. C'est dans ces différentes sources que nous avons puisé la matiere de ce Recueil. Nous avons apporté la plus sérieuse attention pour ne choisir que ceux qui sont intéressans, & ne pas donner un ramassis de ceux dont on n'a pas besoin.

Pour mettre quelque ordre dans cette collection, nous avons rangé ces secrets sous trois Classes. La premiere est de ceux qui ont pour objet la Santé, ou les maladies auxquelles les hommes sont ordinairement le plus exposés. Plusieurs de ces maux ne demandent pas absolument la visite d'un Médecin. Ainsi, dans ces sortes de cas, on peut essayer quelqu'un des remedes que nous avons proposés, & l'on peut être assuré de la guérison, lorsque les maux n'ont point quelque cause cachée ou plus éloignée. D'ailleurs, comme cet ouvrage semble particulierement propre aux personnes qui ont un bien de campagne, & qui y paſſent une partie de l'année, ces ſortes de remedes leur ſeront d'autant plus utiles qu'on n'a pas alors ſous la main un Médecin pour le conſulter, ſurtout pour des maux ordinaires, & qui n'ont point de ſuites fâcheuſes. La ſeconde claſſe renferme des ſecrets qui ont pour objet l'utilité. Sous ce terme général, nous entendons ceux qui peuvent être utiles aux Agriculteurs, aux Adminiſtrateurs des biens de campagne, à tous ceux qui aiment l'œconomie: nous ne pouvons ſpécifier ici tous les autres ſecrets que nous avons rangés ſous cette claſſe. Un coup d'œil jetté ſur la table de ce livre fera comprendre qu'il renferme un grand nombre de choſes curieuſes & bonnes à ſçavoir. La troiſiéme claſſe contient les ſecrets qui ont pour objet les choſes de pur agrément, comme certaines recettes bien ſûres pour faire des liqueurs agréables; d'autres concernent la cultures des fleurs, & l'art de procurer aux amateurs divers moyens d'exercer leur goût ſur cet objet: d'autres enfin roulent ſur la peinture, ou plutôt ſur l'art de mettre en quelque couleur que ce ſoit des boiſeries, des cabinets, des sallons, des meubles, des bijoux, en un mot tout ce qui sert à orner & à embellir à peu de frais les lieux où l'on se plaît. Une infinité de gens dont la situation aisée les dispense de la nécessité de travailler, sont plus exposés à l'ennui. Souvent dégoûtés des divers amusemens en usage dans la société, parce qu'ils sont trop uniformes & qu'ils reviennent tous les jours, ils ne sçavent comment passer le temps. Mais s'ils veulent jetter les yeux sur cet ouvrage, ils trouveront divers moyens de se faire une occupation agréable pour charmer leur ennui, & il leur sera libre de choisir entre ces moyens ceux qui leur plairont davantage. Telle est la collection que nous offrons au Public. On y trouvera en un seul volume un grand nombre de secrets utiles & curieux, & qui sont épars dans une infinité de livres. Nous esperons qu'on nous sçaura bon gré de les avoir recueillis, & que bien des personnes en reconnoîtront l'avantage.

L'ALBERT

# L'ALBERT *MODERNE*.

## PREMIERE PARTIE.

## DE LA SANTÉ.

### *SECRETS QUI ONT POUR OBJET TOUS LES ACCIDENS QUI INTERESSENT LA SANTÉ.*

#### ABEILLES.

PIQUURE *d'Abeilles*. A l'inſtant qu'on a été piqué de ces Mouches, il faut chercher des Pavots blancs, qui ne ſont pas rares à la campagne, en prendre une tête, l'inciſer, & faire couler ſur la piquure, quelques gouttes du ſuc laiteux qui ſort du Pavot ; la douleur ſe calmera ſur le champ, & il ne ſurviendra point d'enflure comme il arrive preſque toujours. Ce ſecret eſt infaillible.

## ABSCÈS ET CLOUS.

*Les Abſcès ſont des humeurs qui ne ſont point naturelles & qui tendent à corruption : c'eſt un amas d'humeur & de ſang qui ſe forme dans une partie interne du corps.* Voici un remede très-eſtimé pour ramollir les tumeurs dures. Prenez du beurre frais, de la graiſſe de porc, du ſuif de bélier & de la cire jaune, de chacun une livre ; mettez le tout fondre dans une baſſine, mêlez-y de la litharge d'or en poudre & de l'huile d'Olive deux livres : remuez toujours avec une ſpatule de bois juſqu'à ce que l'onguent ſoit cuit, retirez-le du feu & remuez-le juſqu'à ce qu'il ſoit refroidi : cet onguent admirable eſt connu ſous le nom d'onguent de la Mere.

A l'égard des Clous ou petits Abſcès : voici un remede. Appliquez deſſus de l'oſeille fricaſſée avec du beurre frais, ou cuite ſous les cendres chaudes ; &

enveloppée dans une feuille de poirée, ou du plantin pilé avec de l'huile de lys, ou du levain & du vieux oing ensemble & en parties égales.

## ACCOUCHEMENS LABORIEUX.

*Topique simple pour procurer aux femmes dans les accouchemens laborieux une heureuse & prompte délivrance.* Ayez du laurier sec : il convient qu'il ne soit pas trop vieux, mais cueilli de l'année. Mettez-le en poudre, de quelque façon que ce soit, n'importe, pourvu qu'il soit pulvérisé proprement & qu'aucune ordure n'y soit mêlée. Prenez une ou deux cuillerées de cette poudre, & la délayez avec la quantité nécessaire d'huile d'Olive, c'est-à-dire, faites-en une pâte liquide, qui ait assez de consistance pour ne point s'écouler aussi-tôt. Vous mettrez cette composition sur un linge ; & vous l'appliquerez sur le nombril de la femme en travail. Au même instant dans quelque situation fâcheuse que soit l'enfant, il se tournera & se présentera si heureusement & si promptement que l'on aura lieu d'en être étonné. Au défaut de l'huile d'Olive on peut employer de l'eau de la Reine d'Hongrie pour humecter le laurier, mais l'huile est préférable. On a fait plusieurs essais de ce remede qui ont eu le plus heureux succès, tant en Province qu'à Paris. Au reste, les grains ou bayes de laurier ont la même vertu que les feuilles; on peut faire usage de ce remede dès que le travail est commencé & sans attendre les grandes douleurs.

## AIR.

*Mauvais air, infection. Préservatif universel contre l'infection.* Ceux qui visitent les malades doivent, pour se préserver du mauvais air, se faire une habitude de ne jamais avaler leur salive, mais de la cracher continuellement pendant tout le temps qu'ils restent dans la sphere des exhalaisons de la sueur & de l'haleine des malades. Le Docteur M. DOBRZENSKY, prétend que la salive s'imbibe aisément de l'infection, & qu'elle est un véhicule propre à la conduire dans l'estomach, où elle produit son effet fatal. Il croit que la plupart des maladies & principalement les fievres pestilentielles infectent très-aisément : il ajoûte que les exhalaisons qui sortent du malade étant attirées dans la bouche par l'haleine, sont capables d'infecter la salive, & de-là le reste du corps: si, au contraire, on crache la salive, on garantit par-là le corps de la contagion. De-là il conclut que les drogues qui excitent la salive & qui font beaucoup cracher, sont très-propres pour les Médecins, les Chirurgiens & toutes les personnes qui sont obligées de visiter les malades attaqués de maladies où il y a beaucoup de venin.

## ARTERES.

*Moyen d'arrêter l'hémorrhagie des arteres sans ligature.* On prend de l'agaric: celui qui vient sur les vieux chênes ébranchés est le meilleur, c'est celui dont on fait de l'amadou. Il faut le cueillir dans le mois d'Août ou de Septembre, & le garder dans un endroit sec. On enleve avec un couteau l'écorce blanche & dure jusqu'à une substance fongueuse, douce au tact comme une peau de chamois, on sépare cette substance de la partie fibreuse; après l'avoir mise en morceaux, on la bat avec un marteau pour l'amollir, au point de pouvoir être dépecée avec les doigts. On applique sur la plaie de l'artere un morceau de cette substance plus grand que la plaie & du côté opposé à l'écorce, par dessus ce morceau un plus grand, & sur le tout un appareil convenable. C'est ainsi qu'un Chirurgien de la Châtre en Berri a enseigné la préparation de l'agaric pour produire cet effet.

## ASTHME.

*Remede contre l'Asthme.* Il faut prendre tous les soirs environ trois cuillerées de sirop de lierre-terrestre qu'on fait chauffer : on y peut ajoûter une cuillerée de sirop de Capillaire : l'effet de cette légere potion est de faire bien dormir & de faire cracher beaucoup. Ce sirop se fait de cette maniere. On prend deux poignées de lierre terrestre qu'on a laissé sécher à l'ombre, & une poignée de bons capillaires. On les met dans trois chopines d'eau de riviere, & on les fait bouillir ensemble jusqu'à la réduction du tiers de l'eau : il faut passer cette réduction & bien exprimer les plantes. Ensuite on y met deux onces de sucre fin, & on fait bouillir le tout pendant un demi-quart d'heure. Quand ce sirop est refroidi, on le verse dans une bouteille que l'on bouche bien.

## BAUME DE LA MECQUE.

*Moyen véritable d'éprouver le Baume de la Mecque.* Comme ce Baume est le plus précieux de tous, & qu'il est par lui-même assez rare, on a intérêt de n'être point surpris lorsqu'on trouve à en acheter. Voici donc un moyen de s'assurer si le Baume que l'on a, ou que l'on nous offre, est véritable & sans aucun mélange. Il faut faire rougir un liard au feu, & faire tomber sur ce liard une goutte de ce Baume. Le vrai Baume de la Mecque pur & fidele percera le liard, y fera un trou à passer un gros pois, & consommera le cuivre sans que l'on puisse démêler ce qu'il sera devenu. Ce sont les Vénitiens qui par leur commerce avec les Turcs sont plus à portée que nous d'avoir du vrai Baume de la Mecque.

## BOUTONS AU VISAGE. (*Onguent pour les*)

Prenez une once de mercure, deux onces d'eau forte qu'il faut mettre dans une phiole pendant 24 heures : mettez ensuite la phiole entre des cendres chaudes : il l'y faut laisser jusqu'à ce que le mercure & l'eau-forte aient pris une couleur jaune & rouge : ensuite pilez le tout avec une pincée de litharge qu'il faut ensuite mêler avec trois fois plus pesant de beurre.

### BRULURE.

*Onguent pour la brûlure. Comme on doit en ce cas avoir recours aux remedes le plutôt qu'on peut, pour empêcher que les vessies ne se forment sur la partie brûlée : voici un remede facile.* Faites fondre du suif de chandelle, mêlez-le avec l'huile de noix jusqu'à consistance d'onguent. Ou bien, faites tomber goutte à goutte de la graisse de porc toute bouillante sur des feuilles de laurier. Ce liniment est excellent.

AUTRE. *Si la brûlure est un peu considérable, comme, si la peau est entamée ou qu'il y survienne des ampoules, on doit user du remede suivant.* Prenez de la meilleure huile d'Olive une once & demie, de la cire Vierge une once, & deux jaunes d'œufs durcis sous la cendre : faites fondre la cire sur un feu doux, & ajoûtez-y ensuite l'huile & les jaunes d'œufs, en remuant le tout, jusqu'à ce qu'il ait acquis la consistance d'un onguent. On étend une couche mince de cet onguent froid sur du linge, on en couvre la partie brûlée. On répete deux fois le jour jusqu'à guérison, qui sera prompte.

Comme dans le moment qu'on s'est brûlé l'on n'a pas souvent le remede tout près, on doit sur le champ plonger la partie brûlée dans de l'huile d'Olive; ou bien on en applique sur la brûlure.

AUTRE. *Pour la même sorte de brûlure.* Prenez une demi-livre de fiente de poule, une livre de feuilles de sauge, deux onces de sureau & autant d'écorce de sureau; deux livres de vin blanc, & trois livres de graisse de porc. Faites fondre le tout dans une bassine sur un feu doux, en remuant avec une spatule de bois jusqu'à ce qu'il ait acquis une consistance d'onguent. Passez-le à la presse, dépouillez-le de son marc, & gardez-le pour le besoin: il convient dans toutes les brûlures, où non-seulement la peau est entamée, mais où il y a douleur, inflammation, rougeur, où il suinte une humeur âcre & corrosive: il calme la douleur & appaise en même temps l'inflammation.

AUTRE. *Pour guérir toutes ſortes de brûlures ſans laiſſer aucune trace ſur la peau.* Prenez ſix onces d'huile d'Olive, & quatre ou cinq blancs d'œufs frais, que vous battrez bien enſemble à froid. Ce mélange forme une eſpece d'onguent qu'on étend de temps en temps avec un plumaceau ſur la brûlure, obſervant de ne mettre ſur les parties bleſſées aucun linge. A meſure que le remede eſt appliqué couche par couche, il ſe ſeche chaque fois, & l'on voit qu'il ſe fait une croûte qui tombe enſuite par écailles vers le douzieme jour. Quand les croûtes ſont toutes tombées, on reconnoît qu'il s'eſt formé deſſous une ſurpeau nouvelle, qui d'abord eſt un peu rougeâtre, mais qui ſe blanchit en trois ou quatre jours, par le moyen de l'air qui la déſſeche. *Ce remede a été publié par un Médecin qui a ſuivi long-temps les armées.*

## CANCER.

Un habile Chirurgien d'armée a publié le procédé de la guériſon d'un cancer à la mammelle, par lequel il s'écouloit un pus très-fétide, & même du ſang menstruel ; le traitement a consisté en une bonne diéte, en des décoctions de bois où l'on mêloit de l'essence de myrrhe & de la teinture d'antimoine, & en des pillules d'aloës que le malade prenoit intérieurement.

## CANCER ULCERÉ.

*Topique.* Prenez des carottes récentes : ratissez-les, rapez-les, exprimez-en le suc, en pressant avec la main seulement ; faites chauffer le marc sur une assiette, ou dans un poëlon de terre, & l'appliquez bien épais sur l'ulcere, en forme de cataplasme. S'il y a des enfoncemens & des clapiers, il faut les en remplir, de façon que la substance des carottes touche les chairs dans tous leurs points. On couvre le tout d'une serviette bien seche, & même un peu chaude : on renouvelle le pansement deux fois en 24 heures. Chaque fois on enleve le vieux cataplasme : on lave & on nettoie l'ulcere avec un pinceau de charpie trempée dans une décoction chaude de ciguë, *Cicuta major fœtida.* L'effet de ce remede est de calmer les douleurs, & de dissiper en peu de jours l'odeur que rendent les cancers. La suppuration diminue & la plaie ne rend plus qu'une matiere louable. A la longue les bords durs & calleux de l'ulcere se ramollissent; la tumeur diminue & disparoit peu-à-peu : enfin les chairs se regénerent, la cicatrice se forme, & l'ulcere est guéri : la guérison est lente, mais sûre. On pourroit la hâter, si pendant l'usage des carottes à l'extérieur, on faisoit prendre au malade en petite dose l'extrait de l'espece de cigue nommée *Bella dona*, ou le quinquina, & tel autre altérant indiqué par la constitution du malade ou le caractere de la maladie. On peut se contenter de faire manger au malade des carottes cuites au lait. Ce remede a été publié par M. SULISTER, Médecin de M. le Duc de Saxe-Gotha, demeurant à Gotha en Thuringe.

## COLIQUE VIOLENTE ET BILIEUSE.

*Remede.* Prenez de la rhubarbe en poudre deux scrupules, un grain d'opium, trois gouttes d'huile de Cinnamome, & une quantité suffisante de thériaque pour en faire un bolus. Ce remede arrête sur le champ la violence des tranchées & les assoupit, relâche la tension cruelle, chasse les vents & réſoud les conſtrictions. On réitere le remede ſelon l'exigence des cas.

CONSTIPATION *habituelle des Adultes. Accès convulſifs des Enfans, lorſque les dents veulent percer. Pâles couleurs des Filles. Recette excellente contre ces maux.*

Prenez du ſel de Mars, c'eſt-à-dire de la couperoſe verte miſe devant le feu juſqu'à ce qu'elle devienne blanche, & enſuite réduite en poudre fine, une once; de la poudre de Jalap, du Séné & de la crême de Tartre, de chacun une once: battez-y une demi-once de gingembre, douze gouttes d'huile chymique de cloux de girofle, & du ſirop d'écorce d'orange autant qu'il en faut pour donner une conſiſtance d'électuaire. On en donne aux enfans la groſſeur d'une féve de caffé, aux plus jeunes un peu ſur la pointe d'un couteau, & aux filles, la groſſeur d'une muſcade ſoir & matin à jeun pendant un mois, & les bien garantir contre le froid.

CRAMPE.

Comme le mal vient d'une rétraction de muſcle, à la jambe ou à la cuiſſe qui cauſe une douleur violente, le plus court remede lorſque cet accident n'eſt pas trop fréquent, c'eſt de faire des frottemens un peu forts ſur la partie.

## CONTUSIONS.

*Recette contre les Contuſions.* Humectez du ſon avec de l'urine : ajoûtez-y un peu d'eſprit de corne de cerf, ou de ſel ammoniac en poudre, & appliquez le tout ſur la partie contuſe, en forme de cataplaſme.

*Ou bien*, faites diſſoudre du ſel ammoniac dans un peu d'urine & de vin blanc : faites-le chauffer, trempez-y une compreſſe que vous appliquerez ſur le mal, & que vous renouvellerez au beſoin.

## CORS AUX PIEDS.

*Remede.* Faites cuire une gouſſe d'ail dans la braiſe ou cendre chaude, & appliquez-la ainſi cuite ſur les cors, ayant ſoin de l'y aſſujettir avec un linge : on ne doit employer ce cauſtique qu'au moment où l'on ſe met au lit : il amollit tellement les cors, qu'il détache & enleve en deux ou trois jours le calus ou durillon, quelque invétéré qu'il ſoit : enſuite on ſe lave le pied dans de l'eau tiéde. En peu d'inſtans les peaux qui formoient la corne des cors s'enlevent, & laiſſent la place nette, à-peu-près comme ſi elle n'avoit jamais été offenſée d'aucun mal : il eſt bon de renouveller ce remede deux ou trois fois dans 24 heures.

### COUPS DE SOLEIL.

Quand on ſe ſent frappé d'un coup de Soleil, il faut le plutôt qu'il eſt poſſible tâter avec le doigt l'endroit où la douleur eſt le plus ſenſible, ſe faire à cet endroit raſer les cheveux, & y appliquer une bouteille pleine d'eau fraiche avec aſſez d'adreſſe pour que l'eau dont elle eſt pleine à deux ou trois doigts près ne s'écoule pas. On tient la bouteille en cet état juſqu'à ce qu'on s'apperçoive que l'eau commence à frémir, & même à s'élever comme ſi elle étoit ſur le feu. Auſſitôt on y ſubſtitue une bouteille pleine d'eau comme la premiere, & on continue d'en remettre de nouvelles, juſqu'à ce que l'eau ne contracte plus de chaleur ni de mouvement; alors le malade eſt entierement guéri & hors de danger.

AUTRE. *Contre les coups de Soleil & les coups à la tête.* Prenez un demi-septier de bon esprit de vin : mettez-le dans une bouteille avec quatre noix muscades pesant deux gros, pareil poids de girofle, autant de canelle, & autant de balostes ou fleurs de grenades ; le tout bien pulvérisé. On bouchera ensuite fort exactement la bouteille, & on y laissera infuser les poudres pendant trois jours, au bout desquels on transvasera la liqueur doucement, afin qu'elle soit bien claire. On bouchera bien la bouteille qui contiendra cette liqueur, afin de s'en servir dans le cas où l'on se sera donné quelque coup à la tête, & où l'on aura reçu un coup de Soleil ; la maniere d'en faire usage est facile.

On en mettra environ plein un dé à coudre dans le creux de la main, & on la respirera vivement par le nez. --- Sur le marc resté dans la premiere bouteille, on mettra un demi-septier d'esprit de vin, que l'on battra pendant quelques momens, après lesquels on laissera infuser l'espace de quatre jours. Cette composition est moins forte, mais elle est bonne pour les rhumes de cerveau &

les migraines : on la respire comme la premiere & en même quantité.

## DARTRES.

*Pommade pour les dartres, boutons au visage, crevasses aux levres, engelures, écorchures.* Prenez trois livres de graisse de porc mâle, battez-les assez long-temps pour pouvoir séparer & enlever les parties membraneuses & filamenteuses qui la contiennent. Lavez-la bien dans de l'eau claire, faites-la fondre dans un plat vernissé ou dans une casserole sur le feu. Lorsqu'elle sera fondue, jettez-y deux ou trois pommes de reinette coupées en tranches, que vous laisserez cuire un peu de temps; mettez-y ensuite 7 à 8 dragmes d'orcanette, dont l'écorce de la racine donnera une couleur rouge à la pommade, en laissant bouillir le tout encore quelque temps. Passez ensuite la matiere dans un linge, en l'exprimant legérement : remettez cette graisse sur le feu dans la même casserolle : ajoutez-y 5 ou 6 onces de cire blanche & vierge coupée en petits morceaux. Lorsque la cire sera fondue, jettez dans la composition trois dragmes de Camphre que vous aurez dissout séparément dans un mortier avec un peu d'eau-de-vie. Ajoûtez en même temps un verre d'eau rose & six dragmes d'huile d'amandes douces. Le tout étant bien mêlé, après l'avoir laissé un peu bouillir, vous le retirerez de dessus le feu, la pommade sera faite. Etant encore chaude & fluide, vous la verserez dans des pots pour vous en servir au besoin, & en frotter les parties affligées.

Si vous voulez faire une moindre quantité de pommade, diminuez à proportion les doses des ingrédiens qu'on vient de prescrire. Ce liniment se conserve plus d'une année entiere.

## POMMADE

*Contre les Dartres vives.* Prenez une once de mouches cantharides, & les pulvérisez, & les mettez dissoudre dans un peu de vin. Prenez quatre onces de suif de mouton bien lavé, & purifié dans de l'eau rose : faites-le fondre, & incorporez la poudre des cantharides avec, & ôtez de dessus le feu ; remuez toujours jusqu'à ce que la pommade soit froide : il en faut mettre soir & matin sur les Dartres ; trois jours de suite suffisent : puis il se faut frotter pendant huit jours de la pommade de chevreau, qui ôte les âpretés de la peau & qui se fait de la maniere suivante.

Prenez beurre de Mai, graisse de chevreau, suif de bouc, pommade de pieds de mouton, de chacun trois onces: faites fondre le tout dans une terrine vernissée, avec de l'eau de courge ou de citrouille & de morelle, de chacune demi-livre: faites bouillir, une heure, & ajoûtez sur la fin deux cuillerées d'eau de girofle, & une cuillerée d'eau de canelle, puis passez & pilez comme vous avez fait ci-dessus: il en faut mettre le matin sur le visage devant le feu & être demi-heure sans s'essuyer.

## POMMADE

*Contre les dartres Farineuses.* Prenez six oignons de lys, & les faites cuire dans de l'eau commune jusqu'à ce qu'ils soient comme de la bouillie: faites-les égoutter dans un linge, puis les pilez dans un mortier avec deux cuillerées de miel de Narbonne, & une cuillerée de vinaigre blanc distillé: ensuite vous y ajoûterez deux onces des quatre semences froides, mondées & bien pilées: incorporez le tout ensemble &

faites-en une pommade : il faut s'en mettre un mois de suite tous les soirs en se couchant.

## POMMADE

*Contre les crevasses ou fentes qui viennent aux levres & aux mains.* Prenez graisse de cerf ou de chevreau, six onces; graisse de porc frais, quatre onces; coupez lesdites graisses par petits morceaux, & les lavez cinq ou six fois de suite avec du vin blanc; puis exprimez si fort que le vin soit écoulé : mettez-les fondre dans un vaisseau de terre neuf & plombé, & y ajoûtez des racines d'iris coupées par tranches, demi-once; une noix muscade, deux ou trois pommes de reinette pelées & coupées par tranches, une livre d'eau rose, une once de cire, une demi-once de girofle. Faites fondre le tout à petit feu, puis bouillir environ une demi-heure; après passez dans un linge, une terrine dessous, dans laquelle il y aura quelque bonne eau : laissez refroidir la pommade, lavez-la, pilez-la dans un mortier de marbre, incorporez-la avec deux onces de cire : il en faut mettre tous les soirs un peu sur les levres, & s'en frotter les mains soir & matin.

## DENTS.

*Moyen facile pour se garantir toujours des maux de dents & des fluxions.* Tout les matins, après s'être lavé la bouche, comme la propreté & même la santé l'exigent, il faut se la rincer avec une cuillerée à caffé de bonne eau-de-vie de lavande distillée, à laquelle, si l'on veut, on ajoûte autant d'eau chaude ou d'eau froide pour diminuer l'activité. On se tromperoit en croyant que l'esprit de vin seul produiroit un effet pareil à la fonte de sérosités qu'il tire des gencives & des glandes salivaires. La lavande y est au moins très-utile. Ce remede innocent & simple est un préservatif très-sûr, & dont une longue expérience a toujours confirmé le succès.

## ERUPTION DES DENTS DES ENFANS.

*Moyen simple de faciliter l'éruption des dents aux enfans, dont un grand nombre meurt à cette occasion.* Lorsque les cris des Enfans annoncent la douleur que causent aux gencives les dents qui veulent percer, il faut frotter leurs genciyes de moment à autre avec du meilleur miel, tel qu'est le miel de Narbonne: ce liniment amollit les gêncives de façon qu'elles se prêtent alors sans souffrance à l'ouverture des passages que demandent les dents; & prévenant ainsi les douleurs, il ôte toute la cause des efforts de convulsions, des fievres qui emportent souvent ces tendres objets de l'espérance d'un pere & d'une mere.

Une Dame qui a fait l'épreuve de cel moyen sur ses propres enfans & avec succès, en a fait part au Public.

Autre. Prenez une piéce d'acier aimanté longue de six pouces & large de deux lignes. Le malade, ayant le visage tourné vers le Nord, touche lui-même la partie souffrante avec le pole Septentrional de cet acier aimanté, & pour se placer bien exactement dans la situation prescrite, on se sert d'une Boussole. Tous ceux qui ont éprouvé ce remede ont eu le même sentiment au moment où ils ont touché le mal: ils ressentent d'abord un froid très-vif, ensuite un mouvement particulier & une sorte de battement. Dès que cette derniere sensation commence, les douleurs cessent & toute l'opération dure trois ou quatre minutes. C'est le Docteur Klœrich, Médecin de Cottingue, qui a fait part de cette découverte; & on prétend que ce moyen a réussi sur 54 personnes que tous les autres remedes n'avoient pu guerir.

A Bordeaux un Praticien a fait la même expérience avec succès. Mais ce Praticien place les personnes qu'il opere, le visage tourné vers le Nord, & au lieu de présenter le Pole Boréal de l'aimant à la dent malade, il applique toujours le Pole Austral & il en donne des raisons fondées sur la bonne physique. A Vernon on a fait avec un pareil succès la même expérience sur plusieurs personnes, avec un simple aimant artificiel.

REMEDE *pour appaiser dans la minute le plus violent mal de dents.* Il faut prendre une cuillerée de poivre en poudre & deux de sucre rapé qu'on amalgame avec un peu d'eau-de-vie. On met ce mélange sur une pelle rouge en le remuant avec un couteau, ou avec un morceau de bois, jusqu'à ce qu'il soit en caramel. On le verse enſuite ſur du papier, & l'orſqu'il eſt refroidi, on en prend la groſſeur d'un grain de froment qu'on applique ſur la gencive au-deſſus de la dent qui cauſe le mal; auſſitôt on eſt ſoulagé. L'application ſe réitere chaque fois que la douleur revient. Ce Topique fait beaucoup cracher, & picote vivement la gencive : mais la douleur eſt appaiſée ſur le champ.

Le ſieur David diſtribue en ſa demeure à Paris, rue des Orties, Butte Saint Roch, au petit Hôtel de Notre-Dame, un remede approuvé par la Faculté de Médecine, contre les maux de dents. Il conſiſte en un Topique qu'on applique le ſoir en ſe couchant, ſur l'artere temporale du côté de la douleur, & qui opere doucement tandis que l'on dort: il procure même un ſommeil paiſible pendant lequel il ſe fait une tranſpiration efficace, & nullement ſenſible. Dès que le ſommeil eſt diſſipé, le Topique tombe de lui-même, ſans jamais endommager la peau, ſans y laiſſer aucune marque; l'on eſt guéri radicalement. Tous maux de dents, quelque gâtées qu'elles ſoient, cédent à l'effet de ce Topique, qui diſpenſe d'en d'en arracher aucune. Les fluxions, les maux de tête, les migraines & les rhumes du cerveau provenant du mauvais état des dents, cessent aussitôt. L'efficacité de ce remede est constatée par la guérison d'un nombre infini de personnes qui l'ont éprouvé avec succès, tant à Paris que dans les Provinces. Le même sieur David a encore une eau spiritueuse qui appaise sur le champ les douleurs de dents subites & les plus vives, & qui met en état d'attendre l'usage du Topique. Cette eau raffermit les dents qui branlent & prévient les affections scorbutiques. Le prix du Topique est fixé à 1 l. 4 s. & l'eau se vend par bouteilles ou de 1 l. 4 s. ou de 3 l. ou de 6 l. On y joint un imprimé qui indique la maniere de s'en servir.

On reçoit de jour en jour de nouveaux témoignages de l'efficacité de ce remede.

## MAL DE DENTS.

*Moyen de le guérir par le seul attouchement.* Prenez deux taupes vivantes, tenez-les dans chaque main en les pressant un peu sans les étouffer; jusqu'à ce que la chaleur, ou la seule contrainte qu'elles souffrent les ait fait mourir : ce qui arrive au bout de cinq heures, pendant lesquelles on ne doit point lâcher prise. Les taupes étant mortes, on les met dans un pot de terre neuf, & non vernissé; qu'on lute bien, avec une quantité d'eau suffisante pour décomposer exactement ces animaux par l'ébullition. Il faut un feu doux, que l'on entretient avec des cendres chaudes, & laisser mitonner le pot à petits bouillons pendant vingt-quatre heures. Après ce temps toute la substance des taupes est réduite en une espece de pâte, au-dessus de laquelle surnage une graisse ou huile animale dans laquelle est toute la vertu. On s'en frotte à diverses reprises la paume des mains & les extrémités des doigts : on en imbibe, aux mêmes endroits, l'intérieur de deux gants de peau que l'on garde dans ses mains pendant un ou deux jours, surtout dans le temps du sommeil. Ainsi les mains sont imprégnées des vertus du remede, qui s'y conservent plusieurs mois sans altération. Aussi-tôt que l'on s'apperçoit que la vertu s'affoiblit, on en frotte de nouveau ses doigts & ses gants, & quand la provision est finie, on recommence. Mais comme les frottemens journaliers & les lotions indispensables des mains doivent avoir bientôt effacé les impressions de cette huile, il sembleroit plus court & plus efficace de porter tout d'un coup sur les dents, ou sur les gencives malades, avec un petit pinceau, quelques gouttes de cette huile. C'est une expérience qu'on pourroit tenter sans inconvenient.

AUTRE. *Servez-vous de l'huile de papier qui se fait ainsi.* Prenez une feuille de papier blanc, tournez-la en cornet, en sorte qu'il y ait à l'extrémité un petit trou; puis mettez le feu au papier que vous tenez à l'extrémité avec des pinces, présentez au papier, une cuillier propre pour recevoir l'huile qui en sortira: il faut réitérer plusieurs fois, jusqu'à ce qu'il y en ait assez pour imbiber un morceau de coton, que vous poserez sur la dent.

## DYSSENTERIE.

Faites une soupe avec du papier blanc déchiré & bouilli dans du lait, avec un peu de sucre candi: trois ou quatre ſoupes tirent d'affaire: c'eſt ce qu'aſſure un homme appliqué depuis trente ans à la Médecine, & qui a pratiqué long-temps dans les troupes.

L'effet de cette ſoupe eſt ſans doute, que le papier ainſi bouilli forme une eſpece de colle qui s'arrête le long des inteſtins, en humecte les parois, & par-là les adoucit, les rafraichît & rend ainſi aux vaiſſeaux leur ſoupleſſe, & conſéquemment empêche le ſang d'en ſortir & lui fait reprendre ſon cours naturel.

Autre. En 1751, un Médecin de Londres nommé Grainger, a guéri par l'uſage de l'eau de chaux, une dyſſenterie opiniâtre qui avoit réſiſté à tous les remedes. Le malade, qui étoit un Officier, après quatorze mois de ſouffrance, étoit devenu comme un ſquelette & regardé comme un homme qui n'en pouvoit revenir. Ce Médecin, déſeſperant de le tirer d'affaire, imagina de lui faire boire de l'eau de chaux mêlée avec un tiers de lait dans la quantité de trois demi-ſeptiers. En trois jours de temps il ſe fit chez le malade un changement conſidérable en mieux; les ſelles devinrent moins fréquentes, les douleurs diminuerent. Encouragé par ce ſuccès il lui fit boire trois livres de chaux par jour. En trois ſemaines de temps le remede le reſſerra ſi fort que le Médecin fut obligé de lui faire prendre des lavemens & de réduire l'uſage de l'eau de chaux à la premiere doſe qu'il lui avoit ordonnée. Six ſemaines après avoir uſé de ce remede, il fut rétabli entierement, & bientôt après il alla rejoindre ſa compagnie à Carliſle où il jouit d'une parfaite ſanté.

## ENGELURES.

*Remede contre les Engelures.* Il faut imbiber à pluſieurs repriſes avec de l'*Eſprit de ſel* les parties affligées de ce mal tenace, mais il faut que cette opération ſe faſſe avant l'ouverture de ces parties, ou, comme l'on dit, avant que les Engelures ſoient crevées, ou bien après que cette eſpéce d'ulcere eſt fermé. Ce remede vient de M. Linnœus, celebre Médecin Suédois.

## EPILEPSIE.

La fleur & le fruit de l'Oranger ſont devenus en Hollande un remede pour plusieurs maladies. On a fait l'expérience que, pris intérieurement, ils sont efficaces pour l'Epilepsie, & qu'ils ont guéri radicalement des Epileptiques.

AUTRE. Lavez souvent les pieds & les mains avec une décoction un peu chaude de la racine de navet.

ENGRAISSER ET FAIRE DORMIR.

*Ptisane qui engraisse & fait dormir.* Prenez gruau d'avoine & farine d'orge, de chacun une livre, six pommes de reinette coupées par tranches, mettez le tout dans un vaisseau neuf de terre vernissé, avec dix pintes d'eau, faites bouillir jusqu'à diminution de moitié: après, passez par un linge, & mettez du sucre à discrétion. Il faut boire le matin, & trois heures après dîner, & le soir en se couchant un grand verre à chaque fois. Cette ptisane engraisse & fait dormir: elle humecte & rafraîchit: elle est bonne pour les jeunes personnes & même pour les vieilles.

AUTRE. *Pour la même fin.* Prenez froment, avoine & orge, de chacun une poignée, racines de nénuphar & de chicorée, bien nettes, de chacune deux onces, miel de Narbonne demi-livre: faites bouillir le tout dans ſix pintes d'eau à réduction de moitié; écumez & paſſez par un linge & prenez-en la même quantité que ci-deſſus.

### ENTORSES.

Celles qui ſont les plus fréquentes ſont celles du pied, quelquefois elles arrivent au poignet; elles viennent en conſéquence de quelqu'effort ou chûte. Or pour empêcher que les os ne ſortent de leur ſituation naturelle par la diſtenſion ſubite des tendons, ce qui pourroit arriver; le plus court remede eſt de plonger le pied nud dans un ſceau d'eau fraîche. Enſuite on met un cataplaſme adouciſſant. Que ſi l'entorſe vient des reins qui on ſouffert un effort extraordinaire, on doit appliquer deſſus un peu d'eau-de-vie camphrée, ou un peu de poix de Bourgogne mêlée avec du baume du Pérou. Mais ſi l'entorſe eſt conſidérable, il faut ſaigner le malade, le mettre à la diette, lui donner des lavemens & prendre toutes les précautions néceſſaires en pareils cas.

## ESQUINANCIE.

*Inflammation de gorge qui fait qu'on ne peut avaler les alimens qu'avec beaucoup de peine, à cause de la chûte de la luette. Si le mal est considérable & accompagné d'un peu de fievre, il faut avoir recours à la saignée; s'il est leger, faites le remede suivant.* Prenez de la noix de Galle, de l'alun, du poivre, de chaque un scrupule. Pulvérisez le tout, mêlez-le avec un peu de blanc d'œuf, & touchez-en la luette avec le bout d'un petit bâton garni d'un peu de linge trempé dans cette composition: réitérez deux ou trois fois le jour & la guérison sera prompte.

## EXCROISSANCES CHARNUES, COMME PORREAUX, VERRUES, POLIPES.

*Moyen de fondre en peu de temps ces sortes d'Excroissances.* Il faut faire fondre de l'esprit de sel dans l'eau commune, lavez souvent de cette eau les Excroissances. Ce sel les dissout & les fait tomber par écailles.

AUTRE. On prend une ardoise, on la fait calciner dans le feu, on l'en retire pour la mettre en poudre, on imprégne cette poudre de vinaigre fort; on en fait une espéce de boullie dont on se frotte les porreaux ou verrues pendant quelque temps & plusieurs fois le jour: aucun ne résiste à ce remede.

AUTRE. *Pour la guérison des Verrues.* Il faut prendre des feuilles de campanule, les broyer, & en frotter les verrues. On réitere deux, trois ou quatre fois & plus, si elles sont opiniâtres. Les verrues se dissipent en très-peu de temps sans qu'il en reste aucun vestige. Cette plante n'a peut-être pas partout le même nom, mais les Botanistes l'ont désignée par les caractères suivans. Ses feuilles, disent-ils, ressemblent à celles de la cymbalaire ou du lierre en arbre. Elles sont cordées, composées de cinq lobes sans duvet & ont une petite queue avec une tige lâche ou molasse. *Bauhin* & *Linnæus*, &c. On prétend que le sang de la Taupe est aussi spécifique pour la guérison des verrues.

FIÉVRE.

L'eau de laitue emporte la fiévre

& ſi elle ne quitte pas auſſi promptement qu'on le deſire, la ſimple décoction de racine de bonne gentiane, priſe à une doſe convenable, achevera dans deux ou trois jours de détruire entierement les mauvais levains qui entretiennent la fiévre. Celui qui preſcrit ce remede eſt un homme appliqué depuis 30 ans à la Médecine qu'il a pratiquée long-temps dans les troupes. Voici la doſe de ce remede.

On prend deux cœurs de laitue, ou une poignée des feuilles de la plante, on les fait bouillir une vingtaine de bouillons dans une pinte d'eau meſure de Paris. On boit cette eau dans les intervalles de la fiévre en ſix fois de deux en deux heures: on ſe promene dans ſa chambre, ou même dehors quand il fait beau. On peut à midi manger de la ſoupe & de la viande blanche, & boire du vin trempé dans cette eau. Trois heures après le dîner on reboit de l'eau de laitue de deux en deux heures: il ne faut manger le ſoir qu'une ſoupe, de bonne heure, & l'on prend une heure ou deux après un verre de la même eau. Par ce moyen on est tranquille la nuit & l'on se trouve le lendemain très-dispos.

FIÉVRES INTERMITTENTES.

Le remede suivant paroîtra à-peu-près le même que le précédent, mais la maniere de l'employer est plus détaillée & plus simple: il est aussi à la portée des plus pauvres. Il faut boire pendant plusieurs jours de suite de l'eau de laitue ordinaire ou de jardin: l'usage seul de cette eau emportera la fiévre; mais si elle ne quitte pas aussi promptement, la simple décoction de racine de gentiane prise à une dose convenable achevera de détruire en deux ou trois jours le mauvais levain qui entretient le désordre. L'eau de cette plante se fait en prenant deux cœurs de laitue ou une bonne poignée de feuilles, que l'on met jetter quelques bouillons dans une pinte d'eau mesure de Paris: on boit de cette eau dans les intervalles de la fiévre en six verres, un de deux en deux heures: après avoir bu de cette eau on se promene dans sa chambre ou même de hors s'il fait beau. Pour le régime, on peut à midi manger de la soupe & un peu de veau ou de poulet, & boire du vin trempé de cette même eau. Trois heures après le dîner on reboit de l'eau de laitue, & aussi de deux heures en deux heures : le soir on ne mange qu'une soupe de bonne heure, & l'on prend encore un verre de cette eau une heure ou deux heures après. Par ce moyen le corps suffisamment rafraîchi, trouve bientôt la guérison. Mais si la fiévre étoit encore opiniâtre on feroit bien d'en venir au quinquina.

AUTRE. *Contre cette fiévre.* Un célébre Médecin Anglois appellé *Stedmam*, guérit les fiévres intermittentes par un topique ; c'est du seneçon fraîchement cueilli, bien pilé & écrasé jusqu'à ce qu'il soit réduit en pâte. On l'applique froid sur l'estomach du fébricitant, & il provoque un vomissement quelques heures après l'application ; mais on ne doit administrer ce remede que le jour exempt de la fiévre.

AUTRE. *Contre la fiévre la plus opiniâtre.* Prenez cinq gros de quinquina en poudre, une once de miel de Narbonne & une once de sirop de capillaire. Le tout étant mêlé ensemble, on en forme un opiat, qu'on partage en trois prises. La premiere se prend dans un verre de bon vin rouge au moment qu'on s'apperçoit du frisson; une heure après un bouillon aux herbes. Il faut prendre la seconde prise le lendemain matin, & une heure après un pareil bouillon. Le troisiéme se prend le troisiéme jour de la même facon, & l'on mange une heure après une légere soupe aux herbes.

Une personne assure avoir éprouvé plus d'une fois que la ptisane faite avec la racine de la bardane ou glouteron est un excellent fébrifuge, & qu'il a vu des paysans se défaire promptement de la fiévre, par le seul usage de cette ptisane. Il faut en usant de ce remede se garantir de l'air & du froid, & se faire suer, s'il est possible, après en avoir pris quelques gouttes.

Autre. Prenez du caffé en poudre la quantité suffisante pour deux tasses, c'est-à-dire, environ six dragmes, que vous ferez bouillir dans une tasse d'eau commune jusqu'à réduction à la moitié. Versez ce résidu par inclination dans une taſſe à caffé, qui ſe trouve à demi-pleine: exprimez-y du jus de citron ou de limon, juſqu'à ce que la taſſe ſoit remplie, mêlez le tout, & faites-le boire au malade chaudement le jour de l'intermiſſion, le matin à jeun, s'il eſt poſſible. Une heure après le malade prend un bouillon, & reſte tranquille tout le jour, faiſant diette. Ce remede, qui eſt venu d'Eſpagne en 1766, emporte la fiévre dès la premiere priſe.

AUTRE. Prenez cinq gros de quinquina, demi-once de ſirop de capillaire, demi-once de miel de Narbonne: mêlez le tout enſemble, & faites trois bols d'égale peſanteur, & prenez-en un trois jours conſécutifs aux atteintes de la fiévre, enſuite un verre de vin blanc à chaque fois.

AUTRE. Prenez une bonne cuillerée ordinaire de fleurs de ſouffre dans un demi-ſeptier de vin de Montagne, au moment que vous attendez la fiévre. Ce remede opérera ſurement la cure du premier coup. Mais de peur que cette premiere priſe ne ſoit ſans effet, on doit la répeter au temps où l'on attend le second accès. Jamais ce remede n'a manqué d'emporter entierement la maladie, comme beaucoup de personnes l'ont éprouvé depuis peu, dont plusieurs avoient langui plusieurs mois & dépensé beaucoup en remedes.

## FIÉVRE ROUGE.

Prenez chopine d'eau, deux cuillerées d'eau-de-vie, un peu de sucre, & dix ou douze gouttes d'esprit de sel marin. Un homme ou une femme prendront cette dose chaque jour : pour les enfans, ils en prendront tant qu'ils pourront pour boisson ordinaire. Il faudra s'abstenir de tout usage du lait, de crainte qu'il ne se caille dans l'estomach : on lavera la bouche plusieurs fois le jour avec cette liqueur, ayant soin de la cracher aussitôt. Ces précautions empêcheront cette maladie de venir : ceux qui en sont attaqués doivent en prendre chaque jour une quantité bien plus forte, & s'en gargariser souvent la bouche & le gosier. Il sera nécessaire de prendre aussi un peu de rhubarbe quand la maladie sera cessée & de se purger deux ou trois fois.

AUTRE. *Contre les fiévres en général.* L'écorce de saule sechée & pilée produit, selon des Médecins très-célébres, des heureux effets : il faut en prendre de quatre en quatre heures, à la dose d'un gros, pendant vingt-quatre heures. Si la fiévre est trop invétérée on y ajoûte à chaque dose un cinquiéme de quinquina. Un grand nombre de personnes ont été guéries par ce remede.

## GALE.

*Moyens de guérir la gale.* La gale est de deux espéces : l'humide & la seche ; la gale humide est celle où les cloches sont grosses & fréquentes, où il se forme des gersures qui suppurent, ou même des ulceres cutanés & croûteux. La gale seche est celle où les cloches sont imperceptibles, où la peau se gerse sans qu'il en suinte aucune sérosité, où les croûtes sont petites & sans aucune humidité : on l'appelle gale de chien. Les causes de cette maladie sont le vice du sang qui est trop âcre ; les alimens salés, la malpropreté, la contagion, comme si l'on couche avec un galeux, ou qu'on le touche quelque temps & de près. La gale ſeche eſt plus difficile à guérir que l'humide, il en eſt de même de celle qui vient d'une cauſe interne, ainſi il faut corriger le vice du ſang avant de la guérir.

Pour cet effet on commence par la ſaignée & la purgation. Si la gale eſt humide, on corrigera l'âcreté du ſang par de légers abſorbans, comme le diaphorétique mineral, la poudre de cloportes, les yeux d'écreviſſes, le cachou, la poudre de racine de gentiane, & dont on fera des bols avec du ſirop des cinq racines, qu'on donnera au malade le matin à jeun pendant pluſieurs jours.

Immédiatement ſur ces bols on fera prendre au malade des bouillons altérans de poulet ou de veau, avec cinq écreviſſes de riviere ou une vipere, & des herbes convenables, comme le cerfeuil, la fumeterre, le creſſon de fontaine, la chicorée ſauvage. On y ajoûtera un gros de ſel *de Duobus*. Après avoir repurgé le malade, on paſſera à l'uſage des adouciſſans, comme le petit lait, le lait de vache, les bouillons de tortue, que l'on continuera quinze ou vingt jours au moins.

Si au contraire la gale est seche, ce qui annonce l'âcreté du sang, on insistera plus long-temps dans l'usage des bouillons rafraîchissans & des ptisanes avec les racines de fraisier, d'oseille, de chiendent & un peu de réglisse: on ordonnera même les eaux minérales ferrugineuses si la saison y est propre. On emploiera les adoucissans qu'on a déja proposés, &c.

Enfin dans toute espéce de gale, les bains domestiques d'eau douce sont extrêmement utiles pour humecter le sang, & en moderer la chaleur & l'acrimonie, pour laver & relâcher la peau, & en adoucir les démangeaisons, enfin pour en ouvrir les pores, & préparer l'entrée aux topiques. Voici les plus simples, les plus utiles & les plus efficaces.

1°. La pulpe des racines de patience sauvage, ou d'*Enula campana* mêlée avec le sain-doux en forme d'onguent: l'on en frotte les parties malades. 2°. La décoction légere des feuilles de tabac blanc dans l'eau ou dans le vin blanc, dont on étuve chaudement les endroits les plus galeux. 3°. La fleur de souffre en poudre impalpable à froid avec le sain-doux en forme d'onguent, dont on frotte les jointures: ce remede est très-efficace. 4°. Le salpêtre & la brique pilés & mêlés à parties égales avec le sain-doux ou quelque pommade dont on frotte les endroits malades. 5°. L'onguent Napolitain ou mercuriel en friction, sur quelques-unes des jointures en variant la dose suivant l'état & l'âge du malade. 6°. L'huile d'olive mêlée avec du vin blanc en égale quantité, où l'on aura fait bouillir quelques feuilles de laurier jusqu'à la consommation du vin. On frotte de cette huile les jointures les plus malades. On doit aromatiser ces linimens avec le storax, ou le benjoin, ou toute autre essence pour en diminuer la puanteur. Pour l'usage de ces remedes, ces linimens doivent être faits trois fois de suite en se couchant & rester huit jours sans se décrasser. Au reste pendant l'usage de ces remedes, le malade doit se tenir chaudement.

## MALADIES DE LA PEAU.

*Gale*, *Lépre*, *Dartres*, *&c.* La scabieuse, surtout celle qui vient dans les terres argilleuses, est une plante dont l'expérience ne laiſſe aujourd'hui aucun doute ſur ſes propriétés, pour la guériſon radicale de ces maladies. L'uſage conſtant tous les jours, à jeun, de deux taſſes de thé en infuſion eſt immanquable: mais on a vu des perſonnes ne ſe ſentir de l'efficacité de ce remede, qu'après plus de ſix mois de ſon uſage. Il faut donc prendre deux pincées de racine de ſcabieuſe, la faire bouillir pendant une demi-heure, dans une chopine d'eau de riviere, & en boire après l'avoir laiſſé infuſer pendant un quart-d'heure. On a vu des perſonnes affectées de ces cruelles maladies depuis plus de vingt années, en guérir ſans retour, après un long uſage de ce remede.

## GOUTTE.

*Remede pour la goutte.* Prenez une livre de farine de riz, quatre onces de levain de bierre & deux onces de ſel. Faites-en un cataplaſme épais, & appliquez-le à la plante du pied, que vous envelopperez d'une flanelle chaude. Vous répeterez cela de douze heures en douze heures; quatre ou cinq cataplaſmes emportent ordinairement le mal. Lavez ensuite le pied du malade avec du son, de l'eau-de-vie, de l'eau chaude & du savon d'Espagne.

Il faut se tenir bien chaudement & éviter tout air froid, parce que le remede dilate beaucoup les pores du pied. Dans quelque partie que soit la goutte, à la tête, à l'estomach, aux mains, aux genoux, il faut toujours appliquer le cataplasme au pied, parce que par sa nature il attire l'humeur des parties supérieures en bas. Il n'importe pas à quel période soit la maladie dans son commencement ou à son déclin. *Ce remede est enseigné dans le Journal de Dublin, de Faulkner.*

## GRAVELLE OU GRAVIER.

*Remede contre ces maux.* Il faut cueillir des carottes sauvages dans le mois d'Août & les faire sécher à l'ombre. On ne doit employer que les têtes ou les semences. On met six ou sept de ces têtes dans un theyere, on y verse de l'eau toute bouillante, on les laisse infuser comme le thé, & l'on boit cette mesure en deux fois. Tout le régime consiste à s'abstenir d'alimens trop salés, de bierre forte, & de liqueurs spiritueuses. Ce remede vient d'Angleterre, où l'expérience en a été faite avec succès; mais il faut faite un usage continuel de cette boisson. Au reste, ces carottes sauvages sont fort recommandées par le fameux Boyle.

## HALEINE MAUVAISE.

*Moyen pour corriger cette mauvaise odeur.* Prenez dans la bouche de la racine d'Iris de Florence, ou bien un clou de girofle, ou bien faites cuire dans une cuillier un peu d'alun, & mettez-en dans la bouche la grosseur d'une féve deux fois par jour.

## HALE OU VISAGE HALÉ.

*Moyen de faire passer ce hâle.* Prenez une grappe de raisin verte, mouillez-la, saupoudrez-la d'alun & de sel: envelopez-la ensuite dans du papier & faites-la cuire sous des cendres chaudes, exprimez-en ensuite le jus. Lavez-vous le visage avec ce jus pendant deux ou trois jours, cette liqueur emportera le hâle admirablement bien.

## HÉMORRHOÏDES.

*Remedes & recettes contre les hémor-*

*rhoïdes*. Si les hémorrhoïdes paroissent extérieurement, faites-y donner un leger coup de lancette, ou du moins piquez-les pour les faire fluer, ou bien appliquez une ou deux sangsues sur les parties pour donner jour au fluide engorgé & pour relâcher les vaisseaux trop tendus. Mais si le malade repugne trop à ces opérations, quelqu'une des applications suivantes pourra bien le soulager toute seule, mais beaucoup mieux quand on aura fait l'une ou l'autre des choses que je viens de dire.

1°. Si les hémorrhoïdes proviennent d'un froid subit, aussitôt que vous vous en appercevez, trempez quelques chiffons ou drapeaux doux & mis en double dans l'eau-de-vie mêlée avec égale portion de lait, & appliquez-les sur l'endroit douloureux, ayant soin de les retremper de nouveau à mesure qu'ils sechent.

2°. Si elles sont gonflées en dehors, appliquez-y à plat des figues grillées sur le charbon & fendues en deux, & renouvellez-les de temps à autre. 3°. Ou bien brûlez du liége, réduisez-le en poudre fine; mêlez-le bien avec un blanc d'œuf & un peu d'huile d'amandes douces: étendez cet onguent sur un linge & l'appliquez sur la partie.

4°. Ou faites une décoction de la racine & de l'herbe de scrophulaire avec du vin, ou un cataplasme de ces deux choses, bien pilées ensemble dans un mortier, jusqu'à ce qu'elles soient molles; & appliquez sur le mal.

5°. Prenez une demi-livre de cataplasme ordinaire de lait & de mie de pain, une demi-dragme de saffran & autant de camphre, un scrupule d'opium, & un peu d'huile douce, & appliquez le tout chaud. Ce remede produit un grand soulagement.

6°. Ou bien prenez cinq parties de la pulpe d'oignons grillés ou cuits au four, trois parties de rue, deux parties de pulpe de figue, & autant de Mithridate, avec une partie de sel, & le réduisez en cataplasme; ce remede appliqué sur les hémorrhoïdes, soulage les douleurs d'une maniere surprenante.

7°. Ou faites une fumigation de fleurs de soufre, en la mettant toute fumante dans une chaise percée, & asseyez-vous dessus: ou bien faites ce remede avant que d'appliquer les précedens.

Au surplus le malade doit prendre aussi

aussi intérieurement tous les matins un peu de lait chaud avec de la fleur de soufre. Si cela lui donne quelque tranchée, il pourra prendre, au lieu de cela, deux dragmes de lait de soufre : car on a éprouvé que le soufre est un spécifique contre cette maladie.

AUTRE. La petite chélidoine est sans contredit la plante qui convient le mieux à cette incommodité désagréable ; mais on n'en peut faire usage que depuis le mois de Mars jusqu'à la fin de Mai. Il faut en prendre une pincée & la mettre dans une chopine d'eau, qu'on laisse infuser comme du thé sans la laisser bouillir. Il faut en prendre deux verres le matin ; en faisant usage de cette plante pendant un mois seulement, on voit disparoître cette infirmité sans retour.

AUTRE. Prenez une livre de sain-doux de porc mâle que vous éplucherez bien, & dont vous ôterez bien soigneusement les peaux ; vingt têtes de joubarbe que vous couperez par petits morceaux, & que vous laverez ensuite en plusieurs eaux. Faites fondre le sain-doux dans un poëlon de cuivre en le remuant; lorsqu'il commencera à bouillir, jettez-y de la joubarbe, & à mesure qu'elle cuira, ayez soin de l'écraser. Jettez la joubarbe doucement dans le sain-doux: laissez appaiser le bouillon en l'y jettant: autrement tout sortiroit par les bords: laissez cuire la joubarbe jusqu'à ce qu'elle soit bien séche. Passez ensuite le tout à travers un linge un peu gros & fort; mêlez-y un gros & demi de poudre d'ardoise, qui se fait en ratissant de l'ardoise avec un couteau, la pressant & la passant, le tout en tamis: remuez le tout avec une cuilliere, jusqu'à ce qu'il soit refroidi. Vous aurez une pommade excellente dont vous frotterez plusieurs fois le jour les parties douloureuses.

## HYDROPISIE.

Quoique les hydropisies soient regardées comme presque incurables ou très-difficiles à guérir, cependant les *pillules toniques* du Docteur Backer, Médecin de Thaun en Alsace, paroissent détruire ce préjugé. Des expériences toujours heureuses, faites depuis 30 ans sur plus de mille hydropiques ont mis ce Médecin en état de ne désespérer de la guérison d'aucun, d'appliquer son remede avec confiance & d'être ordinairement sûr du succès. Elles se distribuent à Paris rue de l'Arbre-sec, chez M. Backer fils, vis-à-vis la rue Baillet.

AUTRE. On remplit d'eau un pot de terre neuf, on met dans un linge fin une once de saffran de Mars, & dans un pareil linge une dragme de rhubarbe On les fait infuser à froid dans de l'eau la veille du jour qu'on veut user de ce remede, & l'on a attention de tenir ces nouets suspendus, de façon qu'ils ne touchent pas le fond du pot. On boit de cette infusion à ses repas, & on remet de l'eau dans le pot, à mesure qu'on en tire. Il faut au bout de quatre jours suspendre l'usage de ce remede qui est très-chaud, & après un jour d'intervalle refaire de nouvelle infusion que l'on prend comme ci-dessus, jusqu'à ce que les eaux soient entierement évacuées. On cesse alors d'en user pour que le corps ne s'y accoutume pas. Ce remede a réussi sur une personne à qui l'on avoit déja fait cinq fois la ponction, & qui, près de la subir pour la sixiéme fois, fut guérie radicalement par le seul usage de cette prisanne. Plus ce remede est simple, plus c'est une forte raison pour en tenter au moins l'épreuve.

AUTRE. Prenez les larges feuilles d'artichaux qui croissent sur la tige: nétoyez-les sans les laver, pilez-les dans un mortier & exprimez-en le jus à travers un linge. On mêle une pinte de ce jus avec autant de vin de Madere ou de Montagne, ou autre vin de même qualité. Lorsqu'on a quelque indice d'être attaqué d'hydropisie on prend trois cuillerées à jeun tous les matins, & trois autres le soir en se couchant. On peut même augmenter la dose jusqu'à cinq cuillerées, si l'estomach le supporte, & que le cas le requiere, c'est-à-dire selon que le malade est plus ou moins attaqué de cette maladie. Il faut avoir soin de bien secouer la bouteille avant que d'en verser la liqueur. Cette sorte de vin d'artichaux est le plus excellent anti-hydropique que l'on puisse trouver.

AUTRE, *éprouvé en Angleterre sur plusieurs malades.* Prenez de bonne huile d'olive, frottez-en tous les jours matin & soir toute l'étendue du ventre de la personne hydropique, avec la main un peu chaude. On a vu des effets étonnans de ce remede si simple.

AUTRE. Faites prendre une simple infusion de bayes de geniévre dans du vin blanc coupé avec une partie égale d'eau nitrée, en prendre trois verres par jour, & pendant longtems en y ajoûtant de temps à autre cinq ou six grains de poudre de scille sur chaque verre.

AUTRE. Il faut prendre un oignon de scille, (racine qui vient des côtes du Portugal) le peler avec un couteau qui ne soit ni d'acier ni de fer; faire avec de la farine & de l'eau une pâte où l'on renfermera cet oignon, le mettre dans un four moins ardent que celui des Boulangers, le laisser pendant neuf à dix heures, le retirer ensuite, & après en avoir ôté la croûte, le couper en quatre morceaux sans le sépafer, puis le mettre dans un pot de terre bien vernissé en dedans avec autant de pintes de bon vin blanc, que l'oignon pesera de livres. Il faut que le couvercle du pot soit bien juste & même l'entourer de pâte pour que l'air ne s'y introduise pas. On met ainsi l'oignon de scille infuser pendant douze heures sur de la cendre dont la chaleur soit assez moderée pour qu'il ne bouille pas. On le retire après cela, & on le presse dans un linge net de lessive sur le vin qui est dans le pot: cette liqueur se met ensuite en bouteilles, & pourvu qu'elles soient bien bouchées, elle se conserve long-temps.

Le malade en prend quatre fois par jour de trois heures en trois heures; sçavoir, une cuillerée & demie ou deux le matin à jeun Trois heures après deux cuillerées, & deux autres prises dans la journée d'une cuillerée chacune. On peut, entre chaque prise, donner au malade une tasse de bon bouillon de viande ordinaire. Il peut même le soir manger de la soupe; mais s'il en mange dans la journée, il laissera passer quelques heures après la soupe sans prendre du remede, de crainte qu'il ne l'excite à vomir. Ce remede qui eſt très-apéritif, ſe continue pluſieurs jours pendant leſquels le malade doit faire un exercice modéré dans ſa chambre en ſe promenant.

AUTRE. Prenez une chopine d'eau-de-vie de la meilleure, meſure de Paris, de laquelle on verſera un demi-verre. Vous mettrez dans la plus grande quantité une once de jalap en poudre, & dans le dêmi-verre une petite poignée de la ſeconde écorce de ſureau, une demi-once d'iris de Florence en poudre & cinq ou ſix graines de laurier; le tout bien pilé dans un mortier, & le laiſſerez infuſer dans le demi verre d'eau-de-vie 14 ou 15 heures, & après vous le paſſerez dans un linge avec expreſſion: ce que vous en aurez retiré vous le mettrez dans la bouteille avec le jalap, & le brouillerez quand vous en voudrez prendre. Il ne faut pas que la ponction ait été faite, pour que le remede puiſſe opérer.

La doſe ordinaire eſt de deux cuillerées pour les perſonnes aiſées à purger, & quatre ou cinq pour les plus difficiles. On prend ce remede tous les matins à jeun, ou de deux ou trois jours l'un, ſuivant les forces du malade, & on ne mange que deux heures après. Pendant qu'on en uſe on doit s'abſtenir de tout potage, bouillon, thé, ptiſane & toutes choſes liquides, ni de viandes bouillies. On ne doit manger que du pain bien cuit & des viandes rôties, ne boire que du vin blanc pur : on continue ce régime quelques mois après la guériſon.

## MALADIES DE DIVERSES SORTES;

*Telles que les affections ſcorbutiques, le ſcorbut opiniâtre, les ulceres du poulmon; la toux invétérée, les langueurs & les fievres lentes étiques, les étourdiſſemens & les vapeurs de toutes eſpeces, les douleurs d'eſtomach provenant de mauvaiſes digeſtions, les hydropiſies cauſées par l'appauvriſſement du ſang, les glaires & le gravier des reins, les pertes & les fleurs blanches des femmes; les diſpoſitions à l'apoplexie & à la paralyſie, les maux de tête habituels. & le cours de ventre entretenu par l'abondance des humeurs & le relâchement de l'eſtomach.*

Un remede efficace contre toutes ces maladies, ce ſont les *bourgeons des Sapins de Ruſſie*. Ils ſont remplis d'une réſine balſamique qui opere le plus grand bien. On les fait simplement infuser dans de l'eau, & l'on en prend le matin à jeun comme du thé : en continuant cette boisson plus ou moins de temps, selon que les maladies sont invétérées, on est assuré d'être guéri. C'est M. *de St Sauveur*, ci-devant Envoyé de France à Pétesbourg qui a donné la connoissance de ce remede.

Quoique ces bourgeons soient fort rares en France, on en trouve à Paris chez Messieurs Piat & Cadet, Apothicaires associés, rue du Four près la Croix-Rouge, & à un prix raisonnable.

## MANIAQUES OU GENS ATTAQUÉS DE FOLIE.

*Secret pour les guérir.* Il faut purger les malades par haut & par bas : ensuite leur faire tremper les pieds & les mains dans l'eau & rester dans cette situation jusqu'à ce qu'ils s'endorment La plûpart se trouvent guéris à leur réveil : on doit encore leur appliquer sur la tête rasée des feuilles pilées, du chardon à foulon. Ce remede aussi prompt que simple, a été communiqué par un Curé de campagne (*le Curé de Gagni*) qui a guéri plusieurs personnes maniaques par cette voie.

## MERCURE.

*Préservatif contre les mauvais effets du mercure. Moyen très-utile aux Doreurs qui sont sujets à les ressentir.* Lorsque les Doreurs ont couvert une piece de métal de l'amalgame d'or & de mercure qu'ils ont préparé, ils mettent cette piece sur le feu, afin que le mercure s'évapore, & que l'or seul demeure appliqué sur le métal; mais de peur de perdre le mercure qui s'envole, ils ont soin de boucher leur cheminée avec une botte de foin, à laquelle le vif argent s'attache, & d'où ils le retirent dans la suite. On conçoit sans peine que dans cette opération, ils respirent une quantité considérable de vapeurs mercurielles, qui, n'ayant point d'issue, se répandent dans la chambre, & l'on sçait combien leurs effets sont pernicieux: car elles rendent le Doreur pâle, maigre, décharné, & lui causent un tremblement auquel on ne peut apporter de remede.

Pour se préserver de ces maux, les Doreurs doivent en premier lieu observer de travailler dans une chambre où l'air passe facilement, & où il y ait deux portes opposées qu'ils tiendront ouvertes ; ensuite ils auront dans leur bouche une piece d'or de ducat, appliquée au palais. Cette piece attirera à elle le mercure qu'ils respireront, & elle blanchira : alors ils la mettront au feu qui fera évaporer le mercure, & ils la replaceront au même endroit quand elle sera refroidie. Ils continueront de la sorte aussi long-temps qu'il sera nécessaire, c'est-à-dire tant que l'or blanchira, ce qui empêchera le mercure de s'incorporer dans leurs humeurs & préviendra les incommodités & les maladies qu'il occasionne.

Ceux qui se sentent affectés du mercure, ou qui craignent les mauvais effets de celui qu'ils ont respiré, pourront se débarrasser, sinon du tout, du moins de la plus grande partie, par le moyen suivant. Ils feront rougir dans le creuset quelques feuilles d'or, c'est ce qu'on appelle de l'or recuit : ils avaleront cet or qui n'étant point dissoluble, ne fera que passer dans le corps : il attirera à lui chemin faisant les parties de mercure que les humeurs charrient. Les Doreurs sçavent où ils retrouveront leur or ; qu'ils reprendront & passeront par le feu pour leur servir une autre fois. Ainsi sans peine & sans danger, ils conserveront leur santé & recouvreront celle qu'ils ont perdue.

## MIGRAINE.

*Remede.* Remplissez une cruche de grais, environ aux deux tiers d'eau bouillante : jettez-y un bon gobelet de vinaigre. Exposez à la vapeur de cette eau, votre visage bien enveloppé : restez ainsi l'espace à-peu-près d'un quart-d'heure : essuyez-vous ensuite & couchez-vous là-dessus, pour éviter qu'aucun air froid ne frappe les parties pénétrées de la vapeur chaude. La migraine est dissipée à l'instant. Ce remede a été indiqué par un Paysan à une personne que tout l'art des Médecins ne pouvoit guérir.

## MORSURE D'UN CHIEN ENRAGÉ.

*Remede contre un pareil accident.* Aussi-tôt que la personne a été mordue, il faut faire une espece de pâte avec une ou deux cuillerées de sel détrempé dans de l'eau, observer qu'elle ne soit pas trop liquide; & en frotter la plaie, de maniere qu'elle soit pénétrée. Cette friction doit se répeter trois ou quatre fois le jour de l'accident, & autant de fois pendant huit ou dix jours. Il faut appliquer une compresse de la même pâte sur la partie affligée & qui ne l'excede pas trop. Ce remede est efficace, & on peut traiter de la même maniere les chiens & autres animaux mordus.

AUTRE. Prenez six onces de feuilles de rue arrachées de la tige & broyées, quatre once de thériaque de Venise, autant d'ail épluché & broyé, & autant de limaille fine d'étain. Jettez le tout dans du vin de canarie, ou dans de bon vin blanc, ou en cas d'une constitution fort chaude, dans une pareille quantité de la meilleure bierre d'Angleterre. Laissez digérer ou bouillir doucement ce même au bain-marie pendant quatre heures dans un vaisseau de terre bien bouché, sans en laisser exhaler la vapeur; exprimez ensuite ce mélange & passez-en la liqueur. La dose est de deux à trois onces, & davantage pour certaines personnes, à prendre tous les matins pendant neuf jours. Le malade doit faire diette pendant trois jours après avoir pris cette médecine : le marc qui reste du mélange exprimé doit être appliqué à la plaie & renouvellé toutes les 24 heures. Cette médecine doit être prise avant le neuviéme jour après la morsure ; crainte que le venin ne saisisse trop le sang : il faut la prendre froide, ou du moins fort peu chaude. On peut en donner une double dose à un animal, comme un cheval, immédiatement après la morsure. Ce remede a été administré plusieurs fois, & n'a jamais manqué de produire un effet salutaire.

AUTRE. *Contre la même espece de morsure.* Il faut plonger le malade neuf fois dans la mer, en lui faisant faire diette après la morsure. Lavez la plaie avec de la lessive de cendres de chêne & avec de l'urine, & appliquez-y un cataplasme composé de thériaque de Venise, de l'alliaria, de rue & de sel.

AUTRE. Prenez de la racine d'agrimoine, de celle de primevere, de celle de serpentaire, de celle de pivoine simple, des feuilles de bouis, de chacune une poignée ; deux poignées de la *Sesamoides, Salamentica, Parkinsoni ou Lichnisviscosa, Flore, Muscoso, Bauhini ;* une once de noir de pattes d'écrevisse préparé, autant de thériaque de Venise. On broye & pile le tout ensemble, & on le fait bouillir dans environ quatre pintes de lait qu'on réduit à moitié : on le transvuide ensuite dans une cruche sans l'exprimer, & l'on en donne au chien ou autre animal, environ trois ou quatre cuillerées à la fois trois matins de suite avant la nouvelle & la pleine-lune. Quelques-unes de ces racines & herbes sont difficiles à avoir en hyver. C'est pourquoi il faut en faire provision dans la saison, & quand elles sont bien séchées & bien pulvérisées, on y ajoûte le noir de pattes d'écrevisse & la thériaque, & l'on mêle le tout avec de l'huile d'olive ou du beurre. Un homme ou une femme doivent prendre les mêmes ingrédiens & dans la même quantité. Les racines & les herbes étant broyées ensemble & mêlées avec le noir de pattes d'écrevisse, on fait infuser le tout à chaud dans deux pintes de bon vin blanc pendant douze heures : on exprime ce mélange, & le malade en prend environ un poisson le matin & le soir pendant trois jours avant la nouvelle & la pleine-lune : on peut adoucir cette potion avec du sucre.

AUTRE. Prenez une poignée de marguerites ſauvages, c'eſt-à-dire, la plante avec la racine, une poignée de kinarodon, ou roſier ſauvage, (on choiſit ſa racine la plus profonde,) une poignée de ſauge, ſix racines de ſcorſonaire, quatre gouſſes d'ail, & une petite poignée de ſel commun, le tout, concaſſé enſemble, eſt mis dans un pot de terre neuf. On l'y laiſſe infuſer pendant 24 heures dans trois chopines de vin blanc ſur la cendre chaude. On en boit un grand verre tous les matins à jeun, pendant neuf à dix jours de ſuite; on ne mange que trois heures après, & du reſte on fait ſes exercices ordinaires, à moins qu'ils ne fuſſent trop violens. Auſſi-tôt qu'on a été mordu, il faut laver la plaie avec de l'eau de ſel, & y appliquer enſuite du marc de ladite décoction qu'on renouvellera tous les jours; & ſi la plaie eſt conſidérable, il faut la faire panſer par un Chirurgien. C'eſt un homme de conſidération & digne de foi, qui a fait connoître ce remede, & il aſſure qu'il a été éprouvé avec un ſuccès conſtant par près de deux mille perſonnes.

AUTRE. Il faut cueillir dans le mois

de Juin du mouron avec la fleur couleur de pourpre : on laisse secher à l'ombre l'herbe & la fleur, que l'on garde dans des sacs de toile un peu épaisse, ou dans des boëtes garnies de papier en dedans, afin qu'il n'y ait pas d'évaporation.

Quand on veut s'en servir, on réduit en poudre l'herbe avec sa tige & sa fleur: on en donne à la personne blessée ou mordue, depuis une demi-dragme jusqu'à une dragme entiere ( ou gros ) dans un peu d'eau distillée de la même herbe, & au défaut de cette eau, dans du thé ou du bouillon. Le malade doit s'abstenir de boire & de manger pendant deux heures. Quoiqu'une dose puisse suffire, même quand la rage est déja manifestée, on peut, pour plus de sûreté & sans aucun risque, la réitérer dans six, huit ou dix heures. Le lendemain on peut prendre encore une seconde, & même une troisieme prise. Pour le bétail, comme pour les chevaux, les vaches, les brebis, les chevres ainsi que pour les chiens, la dose est depuis une dragme jusqu'à deux sur du pain mêlé avec un peu de sel & d'alun dans de l'eau tiéde. Si une bête enragée se jettoit sur un troupeau : on feroit bien de donner une dose de cette poudre, non-seulement aux animaux mordus, mais encore à tout le troupeau, surtout à ceux qui étoient le plus près de la bête, & qui ont pâturé au tour d'elle. On peut aussi pulvériser cette herbe aussi-tôt qu'elle est seche, & la conserver en poudre, mais il faut la mettre dans un endroit sec & qui ne soit pas exposé à la chaleur.

Autre. Un pauvre homme d'Udine dans le Frioul ayant été mordu d'un chien enragé, au lieu de prendre le remede qu'on lui avoit préparé, but une pareille dose de fort vinaigre qu'on lui donna par méprise, & fut parfaitement guéri. Sur le bruit de cette cure, un Médecin de Padoue s'est transporté à Udine, pour s'informer du fait qui s'est trouvé véritable, & il en a fait depuis plusieurs épreuves qui lui ont réussi : il fait prendre aux malades une livre de vinaigre par jour en trois fois ; sçavoir le matin, à midi & le soir. Reste à faire toutes les distinctions des cas, des circonstances, & des tempéramens de ceux que l'on voudra borner à l'usage de ce remede.

### Morsure de Viperes.

*Le meilleur remede qu'on ait éprouvé*

*contre cet accident & dont on a fait de fréquentes expériences avec succès depuis peu de temps*, c'eſt l'eau de *Luſſe* ou de *Luce*. Il ſuffit de faire une légere ſcarification ſur la partie mordue : on y verſe de cette liqueur, & on en fait avaler au malade quelques doſes d'heure en heure.

## MORTS OU RÉPUTÉS TELS.

*Eſſai fait ſur un homme en cet état pour le rappeller à la vie.* Cet homme avoit été ſuffoqué par des exhalaiſons de charbon, & il étoit réputé mort. Il y avoit trois quarts d'heure qu'il étoit en cet état ; il avoit les yeux fixés & ouverts ainſi que la bouche, la peau étoit froide : on n'appercevoit aucun mouvement au cœur, ni aucun ſigne de reſpiration. Un Chirurgien ( M. Toſſac à Aloa en Angleterre ) qui par haſard vit ce cadavre, croyant ne courir aucun riſque ſur un corps qui paſſoit abſolument pour mort, tenta le moyen ſuivant. Il appliqua exactement ſa bouche ſur celle du ſujet dont il ſerra en même temps les narines, & en ſoufflant fortement, il s'apperçut que ſa poitrine s'enfloit : immédiatement après il ſentit ſix ou ſept battements de cœur très-vifs. La poitrine reprit enſuite son mouvement alternatif, & bientôt, le pouls se fit sentir; alors il ouvrit la veine au bras: après un petit jet, elle ne rendit le sang que par gouttes pendant un quart-d'heure, mais après elle saigna librement. En même temps il fit secouer & frotter l'homme autant qu'il fut possible; une heure après le malade reprit connoissance: au bout de quatre, il s'en retourna chez lui, & trois jours après il se remit à son travail. Ce fait arrivé en Angleterre mérite d'être sçu dans tous les pays où il y a des hommes & dans les temps où les morts subites sont si fréquentes.

## NOYÉS.

*Traitement fait avec succès à un noyé qui étoit resté dans l'eau près de trois quarts d'heure, (par un Chirurgien de Bretagne, nommé Saucquin.)* D'abord il lui fit frotter le visage, la poitrine & le bas ventre avec du baume-de-vie d'Hoffmar. On le couvrit de draps bien chauds que l'on changeoit de temps en temps & on lui fit des frictions par tout le corps avec des serviettes bien chaudes. Il tenta ensuite une saignée du bras, puis il lui fit souffler au visage de la fumée de tabac qui le fit éternuer deux ou trois fois, & lui fit rendre un peu de ſang écumeux dont les bronches du poulmon étoient engorgées. La difficulté que le malade avoit à reſpirer faiſant ſoupçonner à M. Saucquin que le poulmon étoit obſtrué par l'eau qu'il avoit inſpirée chaque fois qu'il avoit été ſubmergé, il lui fit prendre quatre à cinq grains d'émétique dans un verre d'eau chaude. Ce vomitif lui fit rejetter plus de deux pintes d'eau; & les efforts du vomiſſement amenèrent à différentes repriſes plus d'un verre d'une écume légérement teinte de ſang. Cette derniere évacuation le ſoulagea beaucoup: il ſe plaignoit cependant encore d'un froid conſidérable; 50 gouttes de baume-de-vie d'Hoffman qu'il prit dans un bouillon acheverent de le ranimer & de le fortifier. Le ſoir M. Saucquin lui trouva le viſage fort rouge, le pouls & la reſpiration accélérés & le ſang dans une grande raréfaction; les accidens, ſuite de ſon premier état, furent appaiſés par deux ſaignées, & l'uſage du baume-de-vie d'Hoffman qu'on lui continua, en facilitant l'expectoration, remédia efficacement à une foibleſſe d'eſtomach, & à une inſpiration douloureuſe qui se dissiperent au bout de trois ou quatre jours.

A ce bon traitement, on peut, suivant les cas, substituer le bain de cendres chaudes employé efficacement par le Médecin de Cluni (M. du Moulin.) Cet habile Médecin a employé ce remede avec succès sur une fille noyée & qui avoit resté dans l'eau fort long-temps; car elle étoit sans mouvement, glacée, les yeux fermés, la bouche béante, le teint livide, le visage bouffi, tout le corps enflé, chargé d'eau & sans pouls. Le Médecin demanda des cendres qui n'eussent point servi à la lessive. Il fit mettre ces cendres dans des chaudieres sur le feu; étant suffisamment chaudes, il en fit étendre, sur un lit, de l'épaisseur de quatre doigts. Il y fit coucher la noyée toute nue, & la fit couvrir d'une pareille quantité de cendres: il lui fit garnir le col & la tête d'un bas & d'un bonnet pleins de cendre: on la couvrit d'un drap & d'une couverture. Une demi-heure après, le pouls se rendit sensible. Sa voix revint; des sons inarticulés & confus devinrent plus distincts; on entendit ces mots, *je gele*, *je gele*; il donna à la malade une cuillerée d'eau clairette & il la laissa ensevelie dans la cendre près de huit heures; après ce temps elle en sortit rétablie entierement : il ne lui resta qu'une lassitude qui se dissipa au bout de trois jours; toutes les eaux s'écoulerent par la voie des urines, & avec une telle évacuation que la chambre en fut inondée. La cause de ce phénomene, ce sont les parties terreuses & salines de la cendre qui firent sans doute refouler les eaux sur les reins. Le bain de sable au degré de la chaleur animale; si l'on est dans des lieux déserts, les peaux de moutons chaudes dans les voyages longs & en pleine mer; où manqueroient les cendres, le sel & le sable; la fumée de tabac introduite dans les intestins, ou les potions expectorantes après la saignée de la jugulaire, sont très-efficaces.

AUTRES *moyens pour secourir les noyés*. Après avoir mis le noyé dans un lit bien chaud, on lui appliquera souvent des serviettes chaudes; on l'agitera de cent façons; on lui versera dans la bouche des liqueurs spiritueuses; on peut, au défaut, se servir d'une décoction de poivre dans du vinaigre; on picotera les nerfs qui tapissent le nez avec les barbes d'une plume, soit en soufflant du tabac dans le nez avec un chalumeau ou quelqu'autre sternutatoire plus puissant. On s'est servi avec succès d'un chalumeau ou d'une canule pour souffler de l'air chaud dans la bouche: on l'a même introduit dans les intestins avec un soufflet: on peut encore souffler dans les intestins la fumée de tabac d'une pipe: une pipe cassée peut fournir le tuyau, on a vu de prompts effets de cette fumée. Si on a un Chirurgien, il faut qu'il fasse une saignée à la jugulaire, & si tous ces remedes ne réussissent pas, il doit ouvrir la trachée artere: il ne faut pas se rebuter si les premieres tentatives n'ont pas de succès: il faut quelquefois deux heures de fomentation & d'agitation pour tirer quelque signe de vie.

AUTRE *moyen pour faire revenir les personnes noyées*. Il y a quelque temps qu'un vaisseau Anglois étant dans la riviere du Douro à Oporto en Portugal, un matelot tomba par hasard dans l'eau; il resta bien sous l'eau l'espace d'une bonne demi-heure. Quand on l'eût repêché, on le dèshabilla sur le champ, & on le frotta par tout avec du sel; mais plus

plus particuliérement au tour des temples, à la poitrine & à toutes les jointures. Cette opération fut continuée pendant quelque temps, durant lequel cet homme commença à donner quelque signe de vie, dont on n'avoit pas pu avoir auparavant la moindre apparence, & en moins de quatre heures de temps, au grand étonnement de tout le monde, il se trouva si bien refait, qu'il étoit en état de marcher.

La même expérience fut ensuite essayée sur des chiens & sur des chats, qui furent tenus sous l'eau pendant deux heures, & ensuite absolument enfoncés. En fort peu de temps ils commencerent à respirer & à rendre l'eau qu'ils avoient bue, par la gueule, les oreilles, &c. Ils se débattirent ensuite plus fortement, & dans l'espace d'environ trois heures, ils se leverent & s'enfuirent.

### PANARIS.

*Mal de doigt. Remede excellent contre ce cruel mal.* On charge d'une bonne couche d'onguent Napolitain, composé d'égales parties de mercure & de thérébentine de Venise, un morceau de peau dont on couvre le panaris, & on en enveloppe le doigt d'une compresse en huit ou dix doubles. On leve cet appareil toutes les 24 heures, & on remet une nouvelle dose d'onguent, sans changer ni la peau, ni la compresse. L'inventeur de ce remede l'a donné à plus de 500 personnes, & toutes ont été guéries : les douleurs diminuent peu-à-peu & cessent en moins de neuf à dix heures, & après le deuxieme pansement, la matiere du panaris n'est plus qu'une eau claire. Pour lors on perce la peau avec une pointe de ciseaux ou autre instrument pointu, pour faire sortir la sérosité : on continue le même pansement pendant huit ou dix jours, & la cure est finie. Ce remede guérit sans exception les panaris de toute espece. D'où l'on peut conjecturer qu'il doit faire le même effet sur les cloux & sur diverses sortes d'abscès, même sur ceux qui se forment près de l'anus, & dont les suites sont quelquefois si funestes.

## PHTHISIE.

*Remede pour la guérison de la Phthisie & des ulceres internes.* Mettez ensemble dans une retorte, une livre d'asphalte ou de bitume, une demi-livre de sel décrépité, une livre & demie de ſable pur: faites diſtiller le tout à un feu bien fort. Vous aurez d'abord un peu d'eau qu'il faut jetter, en ôtant pour un inſtant à chaque fois le récipient. L'huile noire qui ſuit de près cette eau, eſt la ſubſtance de ce remede. On continue de la faire diſtiller auſſi long-temps qu'elle continue d'être noire, ou d'un bleu foncé. On fait prendre dix à quinze gouttes de cette huile deux fois par jour, le matin à jeun, & le ſoir à l'heure du coucher.

## PIERRE.

*Remede contre la Pierre.* Prenez huit onces de ſavon d'Alicante, une once de chaux vive éteinte & réduite en poudre, un gros de ſel de tartre ou de potaſſe purifié. Rapez le ſavon, & mêlez-le avec la chaux & le ſel: puis battez le tout avec un peu de gomme adragant diſſoute dans l'eau, pour en faire une eſpece de pâte dont on prendra deux ou trois onces par jour, en en formant de petites pillules, ce qu'il faut continuer pendant un mois ou ſix ſemaines: ſi cependant on ſe trouvoit échauffé par ſon uſage, on le ſuſpendra pour ſe mettre au lait pendant une quinzaine de jours, après quoi on recommencera comme ci-dessus. Ce remede est celui de Mademoiselle Stephens, & il a été fort célebre en Angleterre.

Un remede dont on vante encore beaucoup la vertu, & avec raison, c'est l'eau de chaux d'écailles d'huîtres. On a fait en Angleterre des expériences qui prouvent que cette eau dissout la pierre. Voici la maniere dont le malade doit se traiter.

Le malade doit prendre tous les matins une once de savon d'Alicante: il boira par dessus trois chopines d'eau de chaux faite avec des écailles d'huîtres, ou des coquilles de petoncles. Le malade partagera son savon en trois doses, dont il prendra la plus forte dose le matin à jeun, la seconde à midi, & la troisieme à sept heures du soir, buvant par dessus chaque dose un grand verre d'eau de chaux: il prendra le reste avant ses repas dans la journée. Il fera sa boisson ordinaire de lait coupé avec de l'eau, ou d'une ptisane faite avec les racines de guimauve, de persil & de réglisse.

L'eau de chaux se fait de la maniere suivante. On prend une quantité d'écailles d'huîtres que l'on place dans un four à chaux, ou dans un fourneau de réverbere, en mettant une couche de charbon & une couche d'écailles d'huîtres. On pousse ce feu à la plus grande violence jusqu'à ce que les écailles soient totalement calcinées, ce qui exige un feu de 24 heures. On s'apperçoit qu'elles sont suffisamment calcinées quand elles se réduisent aisément en poudre fine fort blanche. Etant ainsi réduites, on verse dessus de l'eau que l'on laisse pendant 24 heures, à la dose d'environ deux pintes sur une livre, & on passe cette eau à travers un linge fin.

Le moyen de rendre l'eau de chaux moins désagréable, est de mettre sur une chopine d'eau de chaux deux onces de lait de vache, trois gros d'eau de fleur d'orange, & une demi-once de sirop de guimauve.

Le moyen d'accélérer la dissolution de la pierre dans la vessie, est d'y injecter tous les jours quatre ou cinq onces d'eau de chaux, lorsque le malade peut souffrir la sonde; mais alors il faut qu'il rende son urine avant de faire l'injection. Au reste, on ne doit rien craindre de l'usage de l'eau de chaux : elle ne porte aucun préjudice au corps. Ce remede paroît le ſeul moyen d'éviter l'opération qui eſt toujours cruelle & douloureuſe, & quelquefois funeſte.

AUTRE. Faites infuſer dans de l'eau en forme de thé, à la doſe d'une pinte, ou d'une chopine par jour, ſuivant l'état du malade, de la *Coquerelle*, eſpece de cériſe ſauvage qui croît dans les vignes & dans les haies, & qui a peut-être différens noms. Cette infuſion a fait rendre à un particulier pluſieurs petites pierres, faiſant partie ou détachées d'une plus groſſe dont il étoit fort incommodé; mais il ne faut pas en prendre une trop grande quantité. Bien des gens préferent la poudre faite avec la ſeconde écorce du *chardon étoilé*. On la prend le matin à jeun dans un verre de vin blanc.

AUTRE. Prenez une cuillerée à caffé de la plus forte leſſive de ſavon, que vous mêlerez avec deux cuillerées ordinaires de lait écrêmé, une heure avant de déjeûner, & en vous mettant le ſoir au lit. Avant de prendre ce remede, vous boirez une taſſe de lait pur, & immédiatement après l'avoir pris une autre pareille. Si au bout de deux ou trois jours, vous ſentez que cela ne vous fait aucun mal, vous pouvez augmenter la doſe de moitié. Ce ſecret eſt très-important pour l'heureux effet qu'il produit, & il n'a été mis au jour que depuis peu.

Autre. Prenez environ huit onces de la meilleure avoine ; frottez-la bien dans les mains, puis lavez-la dans pluſieurs eaux juſqu'à ce qu'elle ſoit bien nétoyée : ce qui ſe reconnoît lorſque l'eau demeure bien claire, après qu'on en a retiré l'avoine. On prend enſuite une poignée de *dandelion* nouvellement cueilli & bien nétoyé. On le coupe en petits morçeaux que l'on met bouillir avec l'avoine pendant trois quarts-d'heure dans un pot de fer bien net, avec ſeize pintes d'eau de riviere ou autre courante. Après ce temps on ajoûte à ces ingrédiens une demi-once de ſel de prunelle, & une demi-livre du meilleur miel blanc. On fait alors de nouveau bouillir le tout enſemble pendant une bonne demi-heure, puis on le paſſe à travers un linge : cette infuſion étant bien refroidie, on la met en bouteille, & on la garde pour en faire l'uſage ordinaire.

Il consiste à prendre tous les matins à jeun deux grands verres de cette liqueur: chaque verre doit contenir au moins un bon quart de pinte: on ne pourra manger que plus d'une heure après avoir pris cette potion. On en reprendra une pareille dose trois heures après le dîner, & cela pendant quinze jours de suite, après lesquels on pourra n'en plus prendre qu'un seul verre à chaque fois. Ce remede n'est point du tout désagréable, il n'exige point que l'on garde la chambre: on use seulement de régime & on ne fait aucun excès. Cette boisson nétoie parfaitement les reins: comme elle est très-apéritive, elle occasionnera une grande abondance d'urines &, ainsi ouvrira une issue facile à la gravelle, dissoudra peu-à-peu les pierres qui se forment dans la vessie & toute ordure qui pourroit séjourner dans le corps: il est fort-à-propos que les malades se servent du jus de limon pour toute boisson ordinaire, à moins qu'ils ne se trouvassent l'estomach affoibli; alors ils pourront faire usage d'un peu de vin dans leurs repas.

## PLAIES.

*Huile excellente pour les plaies.* Mettez dans deux livres de la meilleure huile d'olive, deux livres de ſucre fin réduit en poudre. Remuez bien le tout avec une ſpatule de bois dans un vaſe de cuivre ou de terre, avant que de le mettre ſur le feu qui d'abord doit être léger. Quand le ſucre ſera fondu, doublez le feu, & pendant que l'huile bout à petits bouillons, remuez-la ſans diſcontinuer. Environ au bout d'une heure & demie, il ſe formera ſur l'huile des bouillons ou des cloches, & alors vous augmenterez le feu pour que l'huile bouille encore plus fort. Inſenſiblement il s'y formera de groſſes cloches ou des bouillons de couleur brune, qui deviendront enſuite d'un rouge foncé ou rembruni, & puis tout rouges. Le caramel ſe formera, & quoique l'on remue continuellement il s'attachera au fond du baſſin. C'eſt alors que l'huile eſt cuite, mais on peut ſans inconvénient la laiſſer, en remuant toujours, un demi-quart d'heure de plus ſur le feu; elle ne s'en gardera que mieux. Cette huile balſamique eſt bonne pour toutes les plaies, & principalement pour les plaies récentes; il faut qu'elle ſoit très-chaude pour s'en ſervir. Après en avoir bien baſſiné la plaie, on en imbibe une compresse qu'on met dessus. Elle n'est pas moins soûveraine pour les contusions & les blessures.

*Onguent excellent pour les plaies*, dont la recette a été envoyée en 1760, par Monsieur l'Intendant de Pau, à tous les Intendans de Province. C'est l'*onguent de litarge d'or*. Il se fait de cette maniere. Sur une livre de litarge d'or, il faut 18 onces d'huile d'olive la plus grasse, & 36 onces du meilleur vinaigre, poids de marc. Quand la litarge est bien pilée & passée au tamis, aussi fine que la farine, on la met dans une terrine de terre neuve bien vernissée, avec l'huile & le vinaigre ; on mêle bien le tout ensemble en tournant avec un bâton de grosseur convenable. On commence par deux cuillerées d'huile, qu'on remue jusqu'à ce qu'elles soient imbibées : on met ensuite deux cuillerées de vinaigre qu'on remue de même en tournant : on continue par une seconde cuillerée d'huile, puis par deux cuillerées de vinaigre, & ainsi alternativement jusqu'à ce que le tout soit bien mêlé : on observe de finir par deux cuillerées d'huile. Il faut trois heures pour bien mêler cet onguent, & le rendre parfait ſans ceſſer de remuer en tournant. On ſe ſert de cet onguent pour toutes ſortes de plaies. Il faut commencer par laver la plaie avec du vin tiéde; enſuite on étend de cet onguent ſur du papier gris, & on le met ſur la plaie que l'on couvre avec un linge. Quand la plaie a de la profondeur, on fait des tentes proportionnées qu'on trempe dans l'onguent & qu'on y fait entrer. Cet onguent ſe conſerve aiſément dans des pots, & même dans la terrine où il a été fait, pourvu qu'il ſoit bien couvert. S'il devenoit trop ſec, on y met une cuillerée d'huile pour le ramollir, & on remue pendant un bon quart-d'heure. S'il vient de l'eau par deſſus, il faut la verſer par inclination, & y mettre une cuillerée d'huile qu'il faut de même bien mêler avec l'onguent.

On peut encore avoir recours à l'onguent de Dom le Clerc, Bénédictin de l'Abbaye du Bec: cet onguent a des propriétés admirables & eſt bon à pluſieurs maux. On doit s'adreſſer, pour en avoir, aux Blancs-Manteaux; le pot eſt de 2 l.

## POUX.

*Moyen pour faire mourir la vermine ou les poux.* Quand un enfant a la tête infectée de vermine, il faut réduire en poudre de l'écorce de la racine de sassafras, & en frotter les cheveux de l'enfant. On peut être sûr que dans l'espace d'une seule nuit tous les poux seront détruits, pourvu qu'on ait la précaution de lui lier les cheveux avec un bandeau pour empêcher la poudre de tomber.

PULMONIE ET MALADIES DE LA POITRINE.

*Moyen extrêmement simple & nullement dispendieux, découvert tout récemment dans Paris pour la guérison de la pulmonie & des maladies de la poitrine.* Ce moyen consiste à mettre le malade dans une étable à vaches dans un temps ni trop froid, ni trop chaud & à l'y faire demeurer entiérement un certain espace de temps, de maniere qu'il y passe les jours & les nuits sans en sortir & qu'il y fasse toutes ses fonctions : on en a fait l'épreuve sur plusieurs personnes pulmoniques, & jusqu'ici toutes ont été guéries de leurs maux : nous nous contenterons de citer pour exemple une personne du sexe qui vient d'être rétablie dans une parfaite santé : car nous pouvons ici assurer qu'elle étoit depuis plus de dix ans dans un état déplorable. Un crachement de ſang, une toux opiniâtre & continuelle, avoient réſiſté à tous les remedes uſités pour les maladies de la poitrine. Le lait d'âneſſe qu'elle avoit pris pluſieurs fois dans les deux ſaiſons, ne lui avoit pas fait plus d'effet. La malade, laſſée de ne trouver aucun adouciſſement à ſes maux, prit le parti de ceſſer tout remede & de vivre comme elle pourroit, en touſſant toujours avec un grand mal au dos & à l'eſtomach. Elle étoit dans ce triſte état, lorſqu'on lui apprit qu'une femme également pulmonique comme elle, & abandonnée des Médecins, avoit été parfaitement rétablie par le moyen dont nous venons de parler. D'après un tel exemple qui lui étoit confirmé par des perſonnes de poids, elle réſolut de l'eſſayer ſur elle-même, quoiqu'elle y eût d'abord une répugnance infinie. Elle ſe laiſſa donc tranſporter dans une étable à vaches le 28 Octobre 1766, & on l'y inſtalla avec toutes les choſes qui ſont néceſſaires lorſqu'on doit faire quelque ſéjour dans un lieu. Dès la premiere nuit ſa reſpiration fut plus libre, ſa toux moins forte, les douleurs du dos, de l'eſtomach & des jambes furent adoucies, & tout fut diſſipé quelques jours après. Elle y reſta 18 jours entiers, pendant leſquels elle mangea très-bien & digéra de même. Elle en ſortit entiérement rétablie, ayant repris même de l'embonpoint, & elle continue de ſe bien porter. La ſeule précaution qu'elle a priſe, c'eſt que deux ou trois jours avant de quitter l'étable, elle prit l'air pour s'y accoutumer, & qu'elle ſe vêtit fort chaudement, ce qui eſt abſolument néceſſaire. La connoiſſance de ce remede s'eſt bientôt répandue dans Paris, & il a déja opéré des guériſons auſſi frappantes. L'effet de cette habitation eſt d'exciter une tranſpiration douce, mais continuelle, par laquelle le ſang s'épure & les humeurs malignes ſe diſſipent. Au reſte, il n'y a rien à obſerver ſur la quantité de vaches qui doit être dans l'étable, parce que cette étable étant toujours proportionnée à leur nombre, l'exhalaiſon eſt en même proportion. Quant à la façon de ſe gouverner dans l'étable, il ne s'agit que d'y reſter conſtamment pendant quelques jours, d'y coucher, d'y manger, en un mot, d'y vivre comme dans une chambre. Il eſt bon de dire qu'on doit avoir l'attention de changer chaque jour la litiere des vaches & d'en-

ôter le fumier, parce que les vapeurs urineuſes peuvent être contraires à bien des malades. Au reſte, nous ne devons pas diſſimuler, ſur des avis qui ont été donnés depuis les épreuves faites de ce remede, qu'il a eu peu de ſuccès pour ceux qui ſont dans un âge avancé, ou bien lorſque la pulmonie eſt à un certain degré.

## RAGE.

*Remede contre la rage.* Il faut prendre de la racine d'un roſier ſauvage qui ſoit expoſé au Soleil levant. Après en avoir ôté la premiere écorce qui eſt noire, on en rape le poids d'un liard. On a ſoin d'avoir trois œufs frais du jour, dont on ôte exactement le germe; on ſe pourvoit d'un quatrieme œuf moins récent, que l'on ouvre à l'extrémité pour en faire ſortir la ſubſtance, & l'on en remplit la coque d'huile de noix tirée ſans feu. Enſuite on fait rougir à grand feu une poële de fer, & l'on y jette les trois œufs frais battus en forme d'aumelette, avec l'huile de noix & la raclure de la racine de roſier ſauvage, le tout ſans beurre & ſans ſel. Il faut que l'homme ou l'animal à qui l'on veut adminiſtrer ce remede avale l'aumelette à jeun, le plus chaudement qu'il ſera poſſible, & ſans boire, & qu'il ne mange que cinq heures après l'avoir pris. Il ſuffit de faire une fois ce remede. On peut prendre une partie de l'aumelette ou même en faire une autre exprès pour l'appliquer toute chaude ſur la bleſſure. On aſſure que ce remede n'a jamais manqué perſonne.

Autre. On prend trois cantharides entieres & bien fraîches; (celles du Levant ſont les meilleures,) & cinq grains de bon poivre; on les réduit en poudre très-fine & on les mêle bien. On fait prendre cette poudre au malade dans quatre onces de bon vin blanc. Quatre heures après on lui donne un bouillon de pois rouges, & peu de temps après on le fait manger; mais pendant trois jours il doit s'abſtenir de manger de la chair de porc & des ſalaiſons. La doſe du remede, pour un enfant au-deſſus de ſept ans, eſt d'une cantharide & d'un grain de poivre: pour un ſujet de quatorze ans, de deux cantharides & de deux grains de poivre; & pour tous les âges au-delà, cette doſe doit ſe donner toute entiere. Il ne faut pas s'effrayer ſi le premier jour le malade rend du sang par la voie des urines, cet accident disparoîtra dès le second ou le troisieme jour. *Ce remede a été donné par le sçavant Abbé Severin Tinti. Tiré des nouv. litteraires de Florence, Juin* 1756; mais il vient originairement des *Arabes*.

MÉTHODE

*Pour le traitement des personnes attaquées de la rage. Ce remede a été découvert par M. Desant, célebre Médecin de Bordeaux, & c'est le frere de Choisel, de la Compagnie de Jésus, qui a donné la méthode. Elle consiste dans la préparation du Mercure qu'il administre de la maniere suivante.* Il faut commencer par faire une friction avec une dragme d'onguent mercuriel sur la partie mordue, en tenant ouverte, autant qu'il est possible, la plaie faite par les dents de l'animal, afin que l'onguent puisse y pénétrer. Le lendemain on doit réitérer la friction sur tout le membre mordu, & purger le malade avec un gros de pillules mercurielles. Le troisieme jour après une friction sur la partie mordue, on lui fait prendre une pillule mercurielle, ou la quatrieme partie de la dose ci-dessus. On continue ainsi pendant dix jours à lui donner tous les matins une friction d'un gros d'onguent, & le petit bol fondant qui procure deux ou trois selles au malade, & empêche que le mercure ne se porte aux parties supérieures. Les dix jours étant accomplis, on purge de nouveau avec les mêmes pillules, & la guérison est complette.

Les pillules mercurielles sont composées de trois gros de mercure crud, éteint dans un gros de thérébentine, deux dragmes de rhubarbe choisie, de coloquinte en poudre & de gomme gutte; le tout incorporé avec suffisante quantité de miel écumé; la dose est d'un gros. L'onguent mercuriel se fait avec une once de mercure crud, éteint dans deux gros de thérébentine & avec trois onces de suif de mouton pour les pays dont la chaleur est trop grande, & de graisse de porc pour les autres. La dose pour chaque friction est d'un gros. C'est ainsi que l'on traite ceux qui viennent d'être mordus tout récemment. Mais lorsqu'il s'est écoulé deux ou trois semaines depuis la morsure, il faut augmenter la dose des remedes, & les continuer plus long-temps. La doſe pour les enfans diminue à proportion de leur âge.

AUTRE. Prenez une poignée de rue de la plus verte & de la plus tendre, une poignée de paquette commune, feuilles & racines nétoyées & non lavées, deux ou trois blancs de porreaux ſelon leur groſſeur, une poignée de la ſeconde peau d'églantier, d'un jet ou deux & du plus tendre, ſix gouſſes d'ail, dix ou douze fientes de poules des plus blanches. On pile bien le tout dans un mortier & l'on y jette un verre du meilleur & du plus fort vinaigre avec une bonne cuillerée de gros ſel. Après avoir bien mêlé ces drogues, on les paſſe dans un gros linge, pour en exprimer tout le jus, & on le verſe dans un vaſe qu'on a ſoin de tenir couvert pour que rien ne s'évente. Il faut préparer ce remede la veille que le ſujet le doit prendre; car il ne peut ſe garder plus d'un jour ſans perdre beaucoup de ſa force, & paſſé les 24 heures, il y auroit du danger de s'en ſervir. Ce remede ſe donne à jeun, & une ſeule fois dans chaque accident. Auſſi-tôt que le malade l'a pris, on le fait couvrir juſqu'à ce qu'il ſoit un peu échauffé. Toute la préparation du malade consiste à souper légérement la veille, & le jour même il peut vivre à son ordinaire. La dose pour un homme sain & robuste est de 5 cuillerées, pour une femme saine & forte de 4, pour une personne de 15 à 20 ans, ou de 50 à 60, deux cuillerées. On diminue ou l'on augmente un peu les doses selon le tempérament : on en donne aussi un quart de cuillerée pour un enfant à la mammelle : pour une femme prête d'accoucher trois cuillerées. Ce remede n'est pas moins efficace pour les animaux que pour les hommes. La dose pour un cheval & une vache, un verre plein : pour un chien, un cochon, quatre cuillerées ; pour un mouton trois & demie : il faut faire boire les animaux avant. Ce remede a été éprouvé avec un succès toujours constant sur un nombre infini de personnes & jusqu'au cinquieme accès de rage.

Autre *contre la rage, éprouvé avec succès en Allemagne.* Prenez nitre purifié, une once; myrrhe rouge mondée, une once & demie ; verveine à fleur bleue, une poignée; dent de cerf, deux onces; sel commun, deux dragmes ou gros; mouron avec sa fleur prête à murir, & cueilli au mois de Juin, quatre onces deux dragmes. On réduit ce mélange en poudre : on en donne à la fois la moitié d'une dragme à la personne mordue, & trois prises en 24 heures. Il faut après chaque prise rester une heure sans manger. On observe la même dose & le même régime pour un animal. La blessure doit être bien lavée & nettoyée avec de l'eau de fontaine : on a soin de la tenir ouverte pendant quelques jours pour que tout le venin en sorte.

## RÉTENTION D'URINE.

Prenez deux dragmes de myrrhe, une dragme de gomme ammoniac, & autant de sel d'absinthe, un scrupule de camphre & trois dragmes de savon de Venise. On forme du tout des pillules d'environ la grosseur d'un pois : le malade en prend six de quatre heures en quatre heures, & boit immédiatement après, quatre cuillerées du julep suivant : sel d'absinthe, deux dragmes; jus de citron récent, six onces : on mêle le tout dans un mortier de marbre jusqu'à ce que l'effervescence soit finie : puis on y ajoûte une once de sucre blanc & six onces d'eau de menthe. (*Donné par M. Dorsimon, Chirurgien Major à Gravelines.*)

Autre. Prenez un demi-verre de jus de cresson de fontaine, mêlé avec autant d'huile d'amandes douces, ou au défaut de celle-ci, d'huile d'olive : il faut avaler ce breuvage au moment où les douleurs recommencent. Ce remede simple a guéri plusieurs personnes & une entr'autres abandonnée des Médecins. (*On le tient d'un Officier général au Service de l'Impératrice Reine de Boheme & de Hongrie, & Gouverneur d'une de ses Places.*)

Autre. Prenez six porreaux, &, s'il se peut, qui n'aient pas été replantés : préparez-les comme pour les mettre au pot. Mettez-les dans un pot de terre neuf, que vous remplirez de bonne huile d'olive : laissez-les cuire à très-petit feu. Quand ils seront bien cuits, étendez-les sur les étoupes, & appliquez-les sur le bas ventre du malade le plus chaud qu'il pourra les souffrir. Il urinera sur le champ, & rarement on est obligé de réitérer l'application.

AUTRE. Il se trouve dans la tête des Merlans deux especes d'os, au milieu desquels est la cervelle du poisson, & qui se détachent aisément. On en ramasse une certaine quantité qu'on réduit en poudre : le poids d'un liard de cette poudre pris dans un verre de vin blanc, fait uriner sur le champ.

AUTRE. Prenez une once de graine d'argentine broyée, qu'on fait infuser dans une pinte de vin blanc sans le faire chauffer. On remue seulement la bouteille de temps en temps, & l'on en boit tous les jours un verre à jeun ; ordinairement le malade se trouve soulagé dès le second verre. Ce remede est constaté souverainement spécifique par un grand nombre d'expériences & il est également efficace pour les malades des deux sexes.

Il faut observer que, pour que ce remede ait plus de vertu, il faut avoir soin, comme on l'a dit ci-dessus, de remuer seulement de temps en temps la bouteille ; en vingt-quatre heures l'esprit de cette graine est suffisamment incorporé au vin, & l'on peut commencer à en faire usage. Cependant on ne doit point retirer l'argentine. On en boit tous les jours un verre à jeun au moment de son lever. Ce remede est admirable pour provoquer promptement les urines.

AUTRE *Remede, qui a été trouvé souverain, & dont le long usage a guéri radicalement les personnes qui en étoient affectées.* Le raisin d'Oms, plante très-commune en Espagne, & qu'on nomme *Busserole* en France, où il s'en trouve aussi, est un médicament d'autant plus utile, qu'il est simple dans son usage. Il consiste dans les poudres de la feuille seulement, ou dans la décoction de cette même feuille en forme de thé. Le fruit de cette même plante, ainsi que la racine, en sont également bons. On prend du fruit en poudre depuis un demi-scrupule jusqu'à un scrupule, ou une demi-dragme; la racine en décoction se donne depuis une demi-dragme jusqu'à une & deux dragmes. Les feuilles en décoction & en infusion depuis une demi-poignée, jusqu'à une poignée ou une poignée & demie. Les mêmes en poudre depuis un demi-scrupule jusqu'à un scrupule, & depuis une demi-dragme jusqu'à une dragme; mais d'après différentes expériences la dose est de deux dragmes de feuilles dans une livre d'eau : c'est d'ailleurs à l'usage à régler la quantité qu'il en faudra prendre pour qu'elle produise les effets qu'on attend.

Dans le paroxysme, il faut en faire usage trois ou quatre fois le jour dans un grand verre de décoction. Si quelque personne délicate la trouve plus agréable avec un peu de sucre, on ne pense pas que cela lui ôte de sa qualité. On continuera ce régime pendant plusieurs semaines & même plusieurs mois; mais lorsque les douleurs seront entiérement dissipées, ce sera assez d'une dose par jour; il est plus sûr de la prendre dans la matinée à jeun, en mettant une ou deux heures d'intervalle jusqu'au déjeûner. Ce remede n'exige point un régime austere, n'étant contraire à aucun aliment; il est cependant essentiel de ne jamais faire aucun excès pendant son usage.

On pourroit voir, si l'on veut, une dissertation sur cette maladie, traduite de l'Espagnol, dans laquelle les propriétés de cette plante, ainsi que les différentes expériences qui en ont été faites, se trouvent agréablement écrites : elle est imprimée à Strasbourg, & se vend à Paris chez Durand, rue Saint Jacques.

## RHUMATISME.

*Un rhumatisme est une douleur vague provenant de mauvaises humeurs & qui se fait sentir tantôt dans une partie, tantôt dans l'autre. Remede contre ce mal.* Prenez une livre de vieux oing & un litron d'avoine noire, paitrissez bien le tout ensemble, & formez-en une espece de gâteau que vous étendrez sur une feuille de papier gris. Ensuite roulez le gâteau & la feuille de papier de maniere à en faire une espece de saucisson, attachez-le avec un fil de fer, & le suspendez au-dessus d'une espece de léchefrite dont le fond soit percé de petits trous, comme une passoire, & mettez au-dessous un vase ou léchefrite ordinaire. Cela fait, mettez le feu au saucisson : le tout brûlera ensemble, papier & graisse. La partie de graisse qui en découle est le remede en question. La léchefrite percée est destinée à recevoir tout ce qui tombe du saucisson, le charbon aussi bien que la graisse. Il n'y aura que la graisse qui tombera dans la seconde. Il faut avoir soin que ces deux léchefrites soient à une certaine distance l'une de l'autre, afin que le feu ne prenne pas à la derniere; car tout brûleroit. L'opération finie entiérement, on trouvera dans le dernier vaisseau environ deux ou trois onces d'une graisse noire que l'on réserve pour s'en servir au besoin. On frotte avec cette graisse la partie affligée de rhumatisme; on l'enveloppe d'un papier brouillard imbibé de cette même graisse, & on réitere le remede jusqu'à entiere guérison. On a vu des expériences frappantes du succès de ce remede; &, entr'autres, une jeune femme attaquée d'un rhumatisme, qui lui faisoit souffrir depuis six mois des douleurs incroyables, & l'empêchoit de faire aucun usage du bras ni de la jambe du même côté, fut entiérement guerie au bout de douze jours; & elle n'a plus senti son rhumatisme depuis.

## RHUMATISME GOUTTEUX.

*Remede.* Il faut faire bouillir dans environ une chopine de bon lait, la mie d'un pain mollet de deux liards, de maniere que la mie s'imbibe bien du lait, & se réduise en une pâte ni trop ferrée, ni trop liquide. Cette pâte étant à-peu-près en état d'être maniée, on la retire du feu ; & l'on jette dans le restant du lait toujours bouillant une bonne poignée de cerfeuil cerné qui ne doit que s'y amortir : alors on le mêle dans la pâte, & l'on en forme un cataplasme : il feroit imprudent de jetter le cerfeuil dans le lait en même temps qu'on y a mis la mie de pain, d'autant plus que l'acide du jus de cerfeuil pourroit faire tourner le lait. Ainsi on ne doit faire ce mélange que lorsque la pâte est toute préparée. On étend ensuite ce cataplasme entre deux linges, & on l'applique sur la partie souffrante le plus chaud qu'il est possible de l'endurer. On s'apperçoit bien-tôt qu'il procure du soulagement : les nerfs s'étendent, l'éréthisme de la peau s'affoiblit peu-à-peu, & la douleur diminue en proportion ; en sorte qu'au bout de huit à dix heures, on ne se ressent plus de son mal. Alors on retire le cataplasme pour le renouveller ; & ce qui prouve qu'il fait beaucoup transpirer la partie malade, & qu'il chasse le mal par la voie de cette transpiration, c'est que lorsqu'on leve le cataplasme, on le trouve beaucoup plus humide & fluide que lorſqu'on l'avoit placé ſur la partie douloureuſe. Au reſte, le cataplaſme attire ſi doucement à lui l'humeur qui cauſe l'angoiſſe, qu'en l'appliquant au ſoir en ſe mettant au lit, le malade ſe trouve bientôt en état de prendre du repos. Ce qui prouve que le rhumatiſme eſt véritablement goutteux, c'eſt lorſque l'humeur qui ſort par la tranſpiration eſt glaireuſe.

AUTRE. Prenez quarante ou cinquante gouttes de vin antimonial, autrement dit le vin béni, une ou deux fois par jour dans un vehicule convenable. Continuez de faire ce remede pendant quelques mois. C'eſt un ſpécifique contre les douleurs aiguës & invétérées du rhumatiſme. On peut ſe ſervir auſſi avec ſuccès de ce remede pour la fievre quarte rebelle.

## RHUME.

*Remede.* Il faut prendre le ſoir pour toute nourriture pendant pluſieurs jours de ſuite, une rôtie à l'huile. Ce remede a réuſſi à quantité de perſonnes.----Une bonne cuillerée d'huile d'olive avalée pure, ſoir & matin, a guéri des rhumes opiniâtres. L'huile de lin a encore été employée avec succès par des Médecins dans des rhumes épidémiques & accompagnés de crachement de sang.

AUTRE. *Remede pour le rhume, qui est très-efficace & des mieux éprouvés : il consiste dans l'usage de la ptisane suivante.* Faites bouillir dans une pinte d'eau avec trois ou quatre pommes de reinette pelées & coupées en quatre tranches, pour la valeur d'un sol d'hyssope & de réglisse : faites réduire cette décoction à une chopine, passez-la par un linge fin, ajoûtez-y quatre onces de sucre : faites ensuite réduire le tout à moitié & à petit feu. Vous en boirez matin & soir en vous levant & en vous couchant, plein un verre à liqueur ou deux cuillerées pleines. Le rhume le plus opiniâtre & le plus violent cesse dans quatre jours.

AUTRE. *Contre la toux provenant du rhume.* Faites bouillir une livre de miel : jettez-y un limon, écorce & tout, coupé d'abord par tranches fort minces : laissez-le bouillir jusqu'à ce qu'il soit tendre : ajoûtez-y deux scrupules de saffran déchiré en petits morceaux. Le malade mangera un peu de l'écorce, & prendra souvent un peu de sirop pour adoucir & guérir la toux. Ce remede n'est pas cher, & est très-bon pour de nouveaux rhumes, sur tout pour les enfans & les jeunes personnes.

## RIDES DU VISAGE.

*Pommade contre les rides du visage.* Prenez suc d'oignon de lys blanc & miel de Narbonne, de chacun deux onces; cire blanche fondue, une once; incorporez le tout ensemble, & faites-en une pommade : il en faut mettre tous les soirs, & ne s'essuyer que le matin avec un linge.

AUTRE. Prenez six œufs frais & les faites durcir; ôtez-en les jaunes, & mettez en leur place de la mirrhe & du sucre candi en poudre, parties égales: rejoignez les œufs & les exposez sur une assiette devant le feu; il en sortira une liqueur que vous incorporerez avec une once de graisse de porc : il faut s'en mettre les matins, la laisser sécher & puis s'essuyer.

AUTRE. Prenez une demi-once d'huile d'olive, une once d'huile de tartre, une demi-once de mussilage, de semence de coings, six gros de céruse, une demi-dragme de borax, autant de sel gemme : remuez le tout ensemble quelque espace de temps dans un petit plat de terre avec une spatule, & frottez-vous-en le visage.

ROUSSEURS.

*Remede contre les taches de rousseurs.* Il faut avoir un lievre tué & non étranglé, ni étouffé. Il convient que ce soit plutôt un mâle qu'une femelle. Le mâle se distingue de la femelle en ce qu'il a le corsage plus petit & plus fin qu'elle; les épaules rougeâtres, la tête plus courte, plus quarrée, plus chargée de poil, les oreilles plus courtes, plus larges, plus blanchâtres, le poil & la barbe des joues plus longs. On le pend à l'ordinaire par les pieds de derriere, on le dépouille; & on tire avec soin tout son sang caillé ou non. On doit avoir en même temps des balances avec deux vases dont on aura fait le tarre; c'est-à-dire que l'on aura mis en équilibre, en ajoûtant dans le bassin du plus léger, les poids nécessaires pour lui donner la même pesanteur qu'à l'autre. Dans l'un de ces vases on met le sang du lievre, & dans l'autre poids pour poids, autant d'urine de la personne pour qui l'on compose le remede. Cette circonstance est essentielle pour pouvoir emporter les taches de rousseurs. Bien plus, ce doit être l'urine de la nuit ou du matin & lorsque la personne est encore à jeun : c'est du moins la plus utilement employée.

Mettez ensuite le sang & l'urine dans un vaisseau de fayance, & les mêlez & incorporez bien ensemble : puis versez le tout dans une serviette que vous nouerez & suspendrez en l'air, ayant soin de tenir dessous un vase propre pour recevoir l'eau qui filtrera au travers du linge : cette eau sera mise ensuite dans une bouteille & l'on s'en servira de la maniere suivante. La personne qui veut faire passer ses rousseurs gardera la maison pendant trois jours, se tenant bien close dans sa chambre. Le soir en se couchant, elle mouillera de cette eau un petit linge dont elle humectera ses taches partout où elles seront : elle ne les essuiera pas, & se couchera. Le lendemain matin, elle se lavera de la même eau, qu'elle laissera pareillement sécher toute seule & faire son effet : elle réitérera cette opération plusieurs fois dans la journée, & cela pendant trois jours. Le lendemain du troisieme jour, elle se lavera avec de l'eau de mouron & s'essuiera. Elle sera alors libre de sortir & de vaquer à ses affaires. Il faudra qu'elle continue tous les matins pendant quatre ou cinq jours l'usage de l'eau de mouron. Dans cet intervalle les taches de rousseurs tomberont par écailles & en poussiere farineuse, & la peau restera blanche, unie, claire & fraîche autant qu'on peut le désirer. Au reste, l'eau de mouron est souveraine pour le teint, sur-tout celle de mouron mâle dont les fleurs sont de couleur de pourpre, au lieu que le mouron femelle les a blanches.

AUTRE. Prenez deux pommes de capendu, céleri, fenouil, de chacun une poignée; farine d'orge, deux dragmes. Faites bouillir le tout ensemble un quart-d'heure dans quatre onces d'eau de rose, puis ajoûtez une once de fine farine d'orge, le blanc de quatre œufs frais, & une once de graisse de cerf : passez le tout par l'étamine dans une terrine où il y aura un peu d'eau rose, lavez & pilez : il faut mettre le plus souvent que l'on pourra de cette pommade pour ôter les rousseurs & même les lentilles, & continuer jusqu'à ce qu'elles soient toutes effacées : il faudra après cela se garder du soleil & du grand hâle pendant quelque temps.

AUTRE. Prenez les os longs des pieds de mouton que vous ferez brûler au feu jusqu'à ce qu'ils se réduisent facilement en poudre ; faites infuser cette poudre 24 heures dans du vin blanc, puis vous le coulerez & vous vous en frotterez le visage. Sur quatre pieds il faut un verre de vin blanc.

## SANTÉ.

*Recette d'une liqueur pour la santé, capable de procurer une longue vie, & cela d'après l'expérience qu'en a fait un homme qui a vécu jusqu'à l'âge de 98 ans, sans ressentir les incommodités de la vieillesse.* Mettez dans un pot de terre verni, deux pintes d'excellent vin rouge, une pinte d'eau-de-vie, une pinte d'eau de fontaine ou de riviere, une once de cannelle pilée, une noix muscade rapée, deux clous de girofle concassés, de la poudre de coriandre, trois pincées d'anis verd, & six onces de sucre candi. Ensuite couvrez le pot avec son couvercle; lutez bien avec de la pâte, & mettez-le sur un fourneau: donnez d'abord grand feu, & lorsque vous jugerez que la composition commence à bouillir, diminuez le feu, & laissez-la mitonner pendant quatre heures entieres. Au bout de ce temps, retirez le pot & le laissez refroidir; ensuite délutez-le, & versez promptement la liqueur par un entonnoir garni d'un linge, dans une bouteille toute prête, & le marc resté dans le linge peut servir à faire une seconde liqueur, en y mettant seulement une pinte de vin & autant d'eau. Prenez de cette liqueur le matin une cuillerée sur quatre doigts de vin. Au reste, la personne qui a donné cette recette n'en usoit que de deux jours l'un. A l'égard de la seconde liqueur, on en doit prendre une plus grande quantité.

PTISANE

*Pour conserver la santé, & entretenir*

*le corps dans toute sa vigueur.* Prenez une demi-mesure de bonne avoine bien nette & bien lavée, une poignée de chicorée sauvage; faites bouillir le tout dans six pintes d'eau pendant trois quarts d'heure : ajoutez-y une demi-once de cristal minéral, & un quarteron de miel blanc : laissez bouillir le tout encore une demi-heure. Ensuite coulez la liqueur à travers un linge & la conservez dans une cruche propre. Vous prendrez tous les matins à jeun deux bons verres de cette prisane, & resterez deux heures après sans manger. Vous en boirez autant l'après-dinée, & vous continuerez l'usage pendant quinze jours sans être obligé de garder un régime trop exact, & de manquer de vaquer à vos affaires. Les personnes foibles n'en prendront qu'un verre le matin : ceux qui sont trop resserrés ou qui se sentent trop replets, doivent commencer par quelque lavement ou purgation : le remede opérera plus facilement. Cette boisson ne cause ni tranchée ni douleur : elle tient le ventre libre, provoque les urines, dégage le cerveau, nétoie les viscéres, procure un sommeil facile, engraisse & rafraîchit, délivre les membres de toute pesanteur, fortifie tout le corps, donne à l'esprit plus de gaieté; de sorte qu'elle peut passer pour un remede qui guérit un grand nombre de maladies. On peut la prendre dans toutes les saisons de l'année, excepté dans les grands-froids. Le temps le plus favorable sont les grandes chaleurs, & on en fait autant dans une autre saison de l'année. C'est le vrai moyen d'entrenir son corps dans une pleine force & vigueur. Ce remede a été expérimenté par un bon nombre de personnes d'honneur, qui ont été guéries de maladies invétérées. Un Médecin nommé de Sainte-Catherine, a vécu par la vertu de ce remede près de 120 ans.

## SCIATIQUE.

*Comme cette maladie est une espece de goutte qui a son siége dans la cuisse & dont la douleur se fait sentir aussi dans la hanche, & quelquefois dans la jambe, on doit la traiter à-peu-près comme la goutte. Ainsi lorsque la douleur est vive, on doit faire saigner le malade, le mettre au petit lait, à la diete, aux bains, lui faire prendre des lavemens, & le faire mettre à l'usage de la boisson suivante.* Prenez une chopine d'eau-de-chaux d'écailles d'huîtres, deux gros d'eau de fleur d'orange, une once de ſirop de guimauve. Mêlez le tout pour le prendre en trois verres, à trois heures de diſtance l'un de l'autre jusqu'à parfaite guériſon.

Si la douleur empêche de dormir, on donnera au malade la potion ſuivante. Prenez deux onces d'eau de ceriſe noire, autant de fleur de tilleul, vingt gouttes de liqueur minérale anodine d'Hoffman, demi-once de ſirop de pavot blanc; on en fait une doſe pour prendre ſur les dix heures du ſoir.

On doit encore pratiquer un remede extérieur: c'eſt d'expoſer la cuiſſe à la fumigation d'un réchaut plein de feu, ſur lequel on jettera partie égale de ſuccin & d'æthiops minéral en poudre: on doit réitérer cette fumigation deux fois par jour, en frottant la partie avec une flanelle fort chaude devant & après l'opération.

On peut encore au lieu de ce remede frotter la partie avec de l'huile de laurier, ou quelqu'autre huile réſolutive.

Autre. Prenez de la graine de navette; faites-la griller à-peu-près au même degré que le caffé : mettez-la dans un sac de toile bien cousu, & appliquez ce sac le plus chaud que vous pourrez supporter sur la cuisse au moment où vous voudrez vous endormir. Un Officier du Régiment d'Alsace attaqué de la plus cruelle sciatique, assure qu'il fit pendant trois nuits cette application, & qu'il a été guéri si radicalement, que, quoiqu'il ait fait six campagnes depuis pendant lesquelles il a passé plusieurs nuits à l'air, il n'a plus eu le moindre ressentiment de son mal : & plusieurs personnes en ont éprouvé les mêmes effets.

## SCORBUT.

*Recette.* Mêlez ensemble dans un mortier de pierre une once de crême de tartre, & une demi-once de fleurs de souffre : faites-en onze prises. On en prendra une dose dans une forte décoction de racine de reglisse ; ce que l'on répetera une ou deux fois le jour pendant long-temps.

## SOURDS.

*Moyen qu'a trouvé un sourd d'entendre les sons & les paroles.* Cet homme étoit âgé de 78 ans ; il avoit perdu l'ouïe depuis 20 ans, au point qu'on ne pouvoit lui faire entendre un seul mot, sans crier extraordinairement. Comme il témoignoit du regret de ne pouvoir entendre le son d'un clavessin dont sa fille jouoit ; le maître du Clavessin lui dit qu'il pourroit avoir ce plaisir, en appliquant le bout d'un bâton mince ou d'un tuyau de pipe contre le fond du clavecin, & en tenant l'autre bout appuyé contre les dents d'en haut. Cet homme essaya la chose & entendit tous les sons, d'une maniere tout-à-fait distincte. Depuis ce temps-là, il profita de ce moyen de s'amuser. On présuma dès-lors qu'on pourroit aussi parvenir à lui faire entendre la voix humaine par le même moyen. On fit faire une trompette parlante, dont le sourd appliquoit le bout étroit contre les dents d'en haut, tandis qu'on prononçoit quelques mots dans l'embouchure de la trompette. Cela ne fit aucun effet : on appuya l'autre bout de la trompette contre ses dents d'en haut, on prononça quelques mots à voix basse, le sourd les entendit parfaitement, & les répéta d'abord. On fit ensuite l'essai avec un bâton mince &

avec un tuyau de pipe, ce qui eût le même succès. A la fin on prit des bâtons ou des lattes de diverses longueurs jusqu'à six pieds, ayant la largeur d'un pouce & l'épaisseur du dos d'un couteau : on joignit même plusieurs de ces lattes en attachant fortement leurs bouts les uns aux autres, & le sourd entendit toujours à cet éloignement les paroles qui échappoient à ceux qui étoient placés auprès de lui. On fit encore les observations suivantes.

En parlant fortement dans la bouche du sourd sans aucun secours, ou avec le secours d'un entonnoir ; mais qui ne touchoit pas les dents, il n'entendoit rien. Il en étoit de même quand les levres environnoient & pressoient le bâton, ou qu'on l'empoignoit avec toute la main; les paroles ne se faisoient pas entendre à beaucoup près d'une maniere aussi distincte, que lorsque les levres étoient séparées, & le bâton appuyé seulement en un petit nombre de points sur quelque corps dur. Le bâton étant tenu & serré entre les dents, les paroles s'entendoient fort foiblement. S'il reposoit seulement sur les dents d'en bas, le sourd n'entendoit rien du tout. Appliqué contre les deux rangées de dents, posées l'une sur l'autre, les sons s'affoiblissoient beaucoup. La langue poussée contre les gencives ou contre les dents, le sourd entendoit très-bien les paroles. Il en étoit de même lorsque sa bouche étoit remplie d'eau. Un fil d'argent ne produisoit absolument aucun effet. Au contraire en prenant un verre à bierre cylindrique, & le sourd en appuyant le fond contre les dents supérieures, il suffisoit de parler doucement dans la cavité du verre sans le toucher pour se faire très-bien entendre. On réussissoit également lorsque le sourd ayant la bouche bien fermée & les lèvres serrées, on lui pressoit fortement le verre sous le nez, & celui qui parloit tenoit ses dents tout près du verre. On peut expliquer ces phénomènes par la liaison des dents & de la machoire supérieure avec l'oreille intérieure, & ils méritent d'être éprouvés sur les sourds par accident, mais non sur ceux qui le sont de naissance.

AUTRE. Brûlez des branches de fresne, & recueillez l'eau que le feu en fait distiller par les bouts. Mêlez cette eau avec de l'huile tirée du tronc d'une grosse anguille, qu'on a fait rôtir pour cet usage. Après avoir bien néttoyé les oreilles, faites-y entrer quelques gouttes de ce mélange, & avant de vous mettre au lit : bouchez-les avec du coton imbibé de la même liqueur. On peut réitérer plusieurs fois le jour l'instillation dans l'oreille, & l'on continue jusqu'à parfaite guérison.

Autre. Mettez une cuillerée ordinaire de sel gris dans environ une chopine d'eau de fontaine, que vous y laisserez 24 heures, ayant soin de remuer de temps en temps la bouteille. Mettez une cuillerée à thé de cette eau dans l'oreille malade en vous couchant, pendant sept à huit jours ; observant de vous coucher du côté opposé, & soyez sûr de guérir.

Autre. *Si la surdité est occasionnée par la paralysie des nerfs, il faut faire usage du remede suivant.* Prenez une once de jus d'oignon, & autant d'eau-de-vie : mêlez-les bien ensemble, faites chauffer ce mélange : laissez-en tomber trois ou quatre gouttes dans l'oreille trois fois le jour, & sur-tout en vous couchant.

Ou bien recevez dans l'oreille la vapeur du fenouil; elle a une vertu singuliere pour guérir la surdité. On peut encore mettre dans les oreilles trois ou quatre gouttes d'oignon chaud, ou du suc de sarriéte, que l'on reçoit par un entonnoir, ou de la décoction de féves de marais récente, employée de même.

## STOMACHIQUES.

La véritable huile de Vénus est un des meilleurs stomachiques, & une des plus agréables liqueurs que nous ayons: elle convient aux deux sexes, & à tous les âges; mais elle est singulierement propre aux gens âgés qu'elle fortifie: c'est un véritable élixir, elle se débite chez le sieur Sigogne, rue de l'Arbre-Sec, entre la rue Bailleul & celle des Fossés Saint Germain.

## TEINT.

*Pommade pour blanchir, nourrir & conserver le teint. On doit la faire dans le mois de Mai.* Prenez une livre de beurre frais du plus gras que vous pourrez trouver, mettez-la dans un vaisseau de fayance un peu large, & l'exposez au Soleil en un lieu où il donne presque tout le jour & d'où il ne puisse point tomber d'ordures. Quand le beurre sera fondu, versez dessus de l'eau de plantain, & la mêlez bien avec une spatule de bois; & lorsque le Soleil aura dissipé l'eau, vous en remettrez d'autre, & remuerez cinq ou six fois le jour & continuerez jusqu'à ce que le beurre soit devenu blanc comme de la neige. Si le Soleil n'étoit pas assez chaud dans le mois de Mai, il faut continuer dans le mois de Juin jusqu'à perfection. Sur les derniers jours vous mettrez de l'eau de fleur d'orange ou de rose, pour donner bonne odeur à la pommade: elle se conserve plusieurs années sans se gâter, & elle est excellente. Il faut s'en frotter tous les soirs le visage & s'essuyer le matin avec un linge de chanvre neuf.

Autre. Prenez cinq ou six douzaines de pieds de mouton, deux ou trois jours devant la pleine lune: vous en ôterez toute la chair, & casserez les os, que vous mettrez bouillir dans de l'eau rose ou du vin blanc, au défaut de l'eau de riviere, environ un quart-d'heure;

dans un pot neuf vernissé : puis vous passerez la liqueur par un linge dans un pot où il y aura une demi-livre d'eau de rose : laissez refroidir la colature, & lorsqu'elle sera froide, vous leverez la graisse de dessus l'eau avec une cuillier : puis vous la laverez cinq ou six fois avec de l'eau rose, & la pilerez dans un mortier de marbre jusqu'à ce qu'elle soit parfaitement blanche : alors vous l'incorporerez avec une troisieme partie de son poids d'huile des quatre semences froides tirée sans feu : le tout étant bien mêlé ensemble, vous mettrez cette pommade dans un pot bien propre & net, & verserez dessus quelqu'eau odoriférante, ou au défaut, de l'eau commune, & la changerez souvent. Il faut mettre de cette pommade deux ou trois fois la semaine. A l'égard de la chair que vous aurez ôtée des os, vous la ferez bouillir comme vous avez fait les os. Il s'y trouvera peu de graisse ; elle ne laisse pas d'être aussi bonne que la premiere.

Eau *pour blanchir le teint, en usage chez les Danoises & appellée Eau de pigeon. Voici la composition de cette*

*Eau fameuse.* On mêle ensemble eau de nénuphar, eau de féves, eau de melon, eau de concombre, & jus de limon, de chacun une once. On y joint une poignée de brione, autant de chicorée sauvage, de fleurs de lys, de fleurs de bourache & de fleurs de féves. On prend sept ou huit pigeons blancs; on les plume, & l'on en retranche la tête & le bout des aîles; le reste est haché bien menu, & mis dans un alambic avec les ingrédiens ci-dessus. On ajoûte à tout ce mélange quatre onces de sucre royal en poudre, une dragme de borax, autant de camphre, la mie de trois petits pains blancs d'une demi-livre chacun, sortans du four; & une chopine de bon vin blanc. On laisse digérer les matieres dans l'alambic pendant dix-huit ou vingt jours: ensuite on distille le tout, & l'eau qui en provient est mise dans des vaisseaux propres pour s'en servir. Avant que de s'en laver le visage, il faut avoir soin de le dégraisser avec la composition suivante. Prenez un quarteron de mie de pain de seigle sortant du four, les blancs de quatre œufs frais, & une chopine de vinaigre: battez bien le tout ensemble, & passez-le ensuite

par

par un linge. L'usage de ces deux recettes nettoie admirablement la peau, l'entretient fraîche, la blanchit, & l'empêche de se rider.

AUTRE. Prenez deux douzaines d'œufs frais, & les faites durcir dans les cendres chaudes; prenez-en les jaunes, mêlez-les avec une demi-livre de céruse réduite en poudre subtile, & les imbibez d'une chopine de vin blanc : puis vous les exprimerez sous la presse, & vous distillerez la liqueur qui sortira, au bain-marie. De l'eau qui distillera vous vous en laverez les rougeurs tous les soirs.

## TÊTE.

*Mal de tête.* Les Anglois ont un remede fort en vogue parmi eux pour la guérison de tous les maux de tête, invétérés ou périodiques, tels que la migraine, la douleur vague, la pesanteur, &c. Ce remede c'est de l'Alkool, ou l'esprit de vin rectifié avec de l'huile de vitriol. On met de cette liqueur dans le creux de la main, qu'on applique sur le front du malade. Elle emporte ordinairement en moins de quatre ou cinq minutes le plus violent mal de tête.

## TONNERRE.

*Moyen de se garantir du tonnerre, proposé en 1755, par M. Kauger, Professeur de Médecine à Helmstadt.* Toutes les expériences, dit-il, nous persuadent que la foudre tue ceux qu'elle a frappés, en vertu des mêmes raisons par lesquelles le feu électrique fait cet effet sur les oiseaux. Ainsi tout ce qui peut nous mettre en tel état, que rien ne puisse tirer de notre corps des étincelles bruyantes, est apparemment le remede qui nous garantira de la foudre. Or, il est constaté par les expériences que ces étincelles bruyantes ne sortent point d'un homme électrique tant qu'il se garde de toucher à des corps non électriques. On sçait aussi qu'un homme qui n'est point électrique ne produit aucune étincelle bruyante, à moins qu'il n'approche d'un corps électrique. D'où il s'ensuit qu'un homme éloigné de tous les corps qui communiquent l'électricité, n'étant point électrisé par l'orage, ne peut être frappé de la foudre. Donc, pour être en sûreté dans l'un & l'autre cas, il faut se placer sur des corps qui ne communiquent point l'électricité, comme ſur de la poix ou ſur de la ſoie. Mais il eſt important que ſi l'on choiſit un ſiege, il n'y ait aucune ſorte de métal, pas même des clous.

### TREMBLEMENT DES NERFS.

*Remede.* Il conſiſte à porter ſur ſa poitrine une *pierre-d'aimant-armée.* Un miſſionnaire épuiſé de travaux & de fatigues avoit le genre nerveux en ſi mauvais état, qu'il pouvoit à peine ſe ſoutenir ſur ſes jambes, & porter des deux mains un verre à la bouche. On lui indiqua ce remede Anglois. Depuis qu'il l'a mis en uſage il a fait à pied de longues courſes, ſans être extrêmement fatigué; & il boit aiſément d'une ſeule main. Plus le tremblement eſt conſidérable, plus la pierre, dit-on, doit être placée près de la peau. Ce miſſionnaire la porte ſur ſa chemiſe. *Af* de Beſançon.

### TREMBLEMENT DES MAINS.

*Remede.* Prenez un pot d'urine d'une jeune perſonne ſaine, autant d'eau où les forgerons éteignent leur fer; faites-y bouillir ſix bonnes poignées d'armoiſe, juſques à diminution du tiers.

Il ne faut point passer cette liqueur, mais se servir de cette herbe pour s'en bien frotter les mains & les poignets, après qu'on s'est bien lavé les mains dans la décoction. Au reste, il faut se les laver trois fois le jour, & surtout le matin & le soir: ce remede est efficace, à moins que le tremblement ne vienne de vieillesse; car alors il est presque sans remede.

## TUMEURS.

*Les tumeurs sont une élévation qui se fait sur quelque partie du corps par un dépot d'humeurs. On peut pour les amollir & avancer leur suppuration lorsqu'elles veulent absceder, user du cataplasme suivant.* Prenez deux oignons de lys cuits sous la cendre, pilez-les dans un mortier de marbre avec deux poignées de feuilles d'oseille: faites ensuite cuire le tout avec une suffisante quantité de sain-doux, jusqu'à consistance de cataplasme. Appliquez-le chaudement sur la partie, le renouvellant deux fois par jour.

## TUMEURS DES HYPOCONDRES.

*Remede contre les tumeurs des hypo-*

condres. On prend du tabac en feuilles, que l'on bat bien avec du vinaigre & de l'eau-de-vie, jusqu'à en faire une sorte de bouillie, & on l'applique dans un morceau de linge sur l'estomach. Ce topique excite le vomissement. On peut l'appliquer sur les hypocondres mêmes, & sur l'épigastre, il fait également son effet.

## VERMINE.

*Vermine ou insectes qui ont la forme de petits poux, & connus sous le nom honteux de morpions, parce qu'ils s'attachent au tour des parties naturelles, & si fortement qu'on ne peut les en détacher; ajoûtez qu'ils causent des démangeaisons insuportables. C'est la grande malpropreté & le commerce des femmes débauchées qui engendrent cette vermine, ou bien si l'on couche avec quelqu'un qui en est atteint. Moyen simple de les détruire dans l'espace d'une nuit.* Prenez chez un Apothicaire gros comme une noix d'onguent mercuriel, connu sous le nom d'onguent gris, oignez, en vous couchant, tous les endroits attaqués de cette vermine; après que vous aurez fait ce liniment, entourez d'un double linge ces parties. Vous essuierez quelques vives cuissons pendant la nuit, mais dès le lendemain tous ces insectes auront péri; & en vous lavant avec de l'eau chaude, ils tomberont & disparoîtront.

## PETITE VÉROLE.

*Moyen pour préserver les enfans des dangéreuses suites de la petite vérole.* Une Sage-femme du Comté de Sayn-Hachenbourg qui a trouvé ce moyen, prétend que les enfans bien conditionnés ont tous en naissant de petits boutons qu'elle croit être le germe de la petite vérole, & que sa méthode les en garantit, ou qu'ils n'en ont que quelques grains, & peu ou point de fievre. Cette méthode est fort simple: au moment où l'enfant paroît, elle a soin même, avant qu'il respire, de tenir sur son nombril le pouce bien fermé pour en boucher l'ouverture, & d'empêcher qu'il ne rentre par le cordon, ni par la respiration, dans le corps de l'enfant aucune saleté. Pour cette opération qui est assez pénible, elle se fait aider par des femmes, & toutes appliquant leurs doigts au nombril de l'enfant, à force de presser le cordon jusqu'au point où ſe fait la ligature, elles en font ſortir les impuretés : cette opération ſe répete trois ou quatre fois, afin que rien de ſale ne retourne à l'enfant, mais reſte au-delà de la ligature.

Les Anglois ont éprouvé avec ſuccès dans cette maladie, la propriété du quinquina. Un jeune homme ayant été attaqué de la petite vérole, l'on obſerva lors de l'éruption pluſieurs boutons livides & qui menaçoient de la gangrene. Le quinquina fut ordonné ſur le champ : on en faiſoit prendre au malade une demi-dragme de trois en trois heures, & il continua cette boiſſon pendant onze jours : il en prit en tout trois onces en quarante-ſept priſes. On étoit étonné de voir le changement que le quinquina opéroit dans la couleur des boutons qu'il faiſoit mûrir & des forces qu'il donnoit au malade. Une femme âgée ayant été attaquée de la petite vérole, l'éruption s'arrêta tout-à-coup : on employa inutilement les véſicatoires & les cordiaux : elle fut abandonnée des Médecins. On eſſaya le quinquina, on lui en fit prendre une dragme de trois en trois heures; on remarqua un changement total à la deuxieme priſe, & 24 heures après il ne resta plus aucun symptôme dangereux.

L'importante découverte de l'inoculation n'empêche pas de bons Médecins de chercher de nouvelles méthodes pour traiter la maladie naturelle. Les Mémoires de l'Académie de Stokholm de 1751, en contiennent une qui paroît fort sage & bien simple. On sçait que la petite vérole la plus redoutable, est la *confluente*; c'est-à-dire, celle qui s'étend comme une croûte sur la surface du corps, au lieu d'être en pustules séparées & distinctes. Cette petite vérole confluente est celle dont M. *Rosen*, célebre Médecin Suédois, s'est attaché principalement à préserver les enfans, & la conduite qu'il a prescrite a été justifiée à Upsal par un grand nombre de Succès.

1°. On fait prendre à l'enfant un léger purgatif de manne, & cependant on l'éloigne le plus qu'on peut du mauvais air. 2°. On ne lui donne presque point de viande; & d'ailleurs rien ne lui est défendu, si ce n'est l'excès du sel & des épices. 3°. Il faut le faire boire plus que de coutume. 4°. On lui fait prendre deux fois la semaine pendant un mois des pillules préservatives. Aussitôt que l'enfant ainsi préparé donne des indices de petite vérole, on cesse l'usage des pillules. Un enfant qui les avoit prises à l'insçu du Médecin le second jour de son attaque, eût le troisieme au visage quelques taches qui disparurent dès le lendemain ; ensuite il se trouva bien, se leva & n'eut la petite vérole que quinze jours après ; mais très-douce & sans aucune incommodité. Cette méthode a été employée sur des sujets depuis deux ans jusqu'à dix-neuf, & M. *Rosen* a remarqué que tous ceux qui avoient usé de ses pillules, n'avoient eu aucun des fâcheux symptômes qui accompagnent ordinairement la petite vérole. Voici la composition des *pillules préservatives.* » Prenez quinze grains de » calomélas bien préparé, autant de » camphre, autant de bon extrait d'a- » loës, & 25 grains de résine de gayac : » faites-en, selon l'art, des pillules du » poids de deux grains. » Il faut mettre pour les adultes & pour un petit enfant moins de camphre, sur-tout quand les pillulles sont fraîches. La dose proportionnée à chaque âge est facile à déterminer : elle sera suffisante, si l'enfant a dans la matinée deux selles douces.

MOYEN *de prévenir la sorte de petite verole qui est maligne, pratiqué & communiqué par M.* ROSE, *Médecin du Roi de Suéde. Lorsqu'on sçait que la petite verole est dans le voisinage ou dans la propre maison où l'on habite avec des Enfans.* 1°. Il faut faire prendre à l'enfant un léger purgatif, comme de manne. 2°. On le garantit autant qu'il est possible du mauvais air. 3°. On lui laisse manger le moins de viande que cela se peut: au reste on ne lui défend aucune espéce de nourriture, à la réserve du sel & des mets de haut goût. 4°. On le fait boire plus qu'il ne boit ordinairement. On lui fait prendre pendant quatre ou cinq semaines des pillules préservatives deux fois par semaine; par exemple, chaque lundi & chaque vendredi le soir: ensuite il suffit de les prendre une fois par semaine: il est aisé de connoître la dose qu'il en faut pour chacun: elle est assez forte, si l'enfant éprouve le matin deux petites selles: on peut donner à un enfant de deux ans trois pillules, à un de trois ans quatre, de quatre ans cinq, &c. Et on s'en tient à la dose qui produit l'effet desiré.

Aussitôt que l'enfant qui se sert de ce remede fait voir quelque marque de petite verole, il faut cesser dans l'instant l'usage de ces pillules.

Ce traitement a été pratiqué sur des enfans depuis deux ans jusqu'à dix-neuf, & on a remarqué que ceux qui ont continué de ces pillules ont été exemts de toute incommodité.

Voici la composition de ces pillules préservatives.

Prenez quinze grains de calomélas bien préparé, quinze grains de camphre, quinze grains d'extrait d'aloës tiré à l'eau, & 25 grains d'extrait de gayac. Mettez le tout en semble pour en faire, suivant l'art, des pillules chacune du poids de deux grains, que vous enveloppez d'une légere feuille d'argent.

Le calomélas differe peu du sublimé doux ou *aquila alba*.

Pour un homme adulte, il convient de prendre un grain de calomélas de plus, & pour un petit enfant moins de camphre, sur-tout quand les pillules sont fraîches.

Les parens qui veulent ſe ſervir de cette méthode doivent y avoir l'œil eux-mêmes, pour que les pillules ſoient adminiſtrées exactement; ceux qui ſe fient aux domeſtiques ſont ſouvent trompés.

PRÉSERVATIF ÉPROUVÉ *contre l'attaque de la petite vérole.* Il conſiſte à faire uſage quelque temps de l'eau de goudron, ſur-tout lorſque l'air paroît être impregné des vapeurs malignes qu'occaſionne la petite verole. Pour cet effet, mettez ſur quatre pintes de goudron, quatre pintes d'eau qu'on mêlera pendant cinq à ſix minutes: enſuite on fermera bien le vaiſſeau où ſe doit faire l'infuſion; on laiſſera repoſer le tout pendant deux fois 24 heures, & on tire enſuite la liqueur au clair dans pluſieurs bouteilles, que l'on bouche exactement. La regle générale eſt de boire de cette eau, une chopine le matin deux heures avant de manger, & le ſoir autant deux heures après le ſouper. Au reſte il eſt du plus ou du moins pour la quantité, ſelon que l'eſtomach eſt plus ou moins foible. C'eſt dans les Colonies Angloiſes de l'Amérique que l'on a découvert ce préſervatif, qui a été employé avec tout le succès possible tant en Angleterre qu'en Irlande. La vertu de l'eau de goudron est de délayer & d'atténuer les matieres, qui causent quelque obstruction ou qui causent la corruption du sang.

MOYEN. *pour empêcher la petite vérole de marquer sur le visage.* Il consiste à empêcher la matiere des boutons de caver. Pour cet effet, lorsque l'éruption de la petite vérole est faite, & que les boutons commencent à grossir & à se remplir de pus; on n'a qu'à prendre de la craye bien pulvérisée que l'on mêlera avec de la crême nouvelle: on en fera une espece de pommade un peu liquide afin d'en pouvoir aisément frotter le visage du malade: on se servira d'une plume pour appliquer cette pommade sur le visage, & ou aura soin de la renouveller à mesure qu'on s'appercevra qu'elle seche. Alors il n'y a point à craindre que le malade se gratte. La fraîcheur de la crême empêchera la démangeaison, & la craye qui y est mêlée dessechant insensiblement la matiere enfermée dans les boutons, l'empêche de caver dans la chair & d'y faire des creux.

MOYEN *de faire passer les taches qui se dissipent difficilement.* Prenez une quantité raisonnable de limaçons avec leurs coquilles. Pillez-les avec partie égale de sucre candi, faites-en un mélange, oignez-en le visage : il est efficace pour effacer ces sortes de taches.

## VERRUES OU PORREAUX

*Ce sont des excroissances qui viennent ordinairement aux mains & aux doigts, quelquefois qui grossissent, se multiplient, & font un effet fort désagréable. Moyen de les faire passer.* Prenez la seconde peau d'un citron, faites-la tremper pendant 24 heures dans du vinaigre distillé, & appliquez-la sur les verrues : il ne faut laisser agir ce remede que pendant trois heures & le renouveller tous les jours : ou bien partagez en deux moitiés un oignon rouge, & frottez-en bien les verrues. Si elles résistoient à ces remedes, on peut se servir de l'eau forte : on en verse une seule goutte sur la verrue après l'avoir entourée de cire pour défendre la chair vive contre la corrosion de cette liqueur.

## VERS.

*Ver solitaire.* Ce ver dont le séjour

dans le corps humain est si dangereux, résiste à la plupart des remedes qui font périr toute autre espece de vers. En voici un pourtant qui est infaillible & bien prouvé. Le *pourpier* qu'on trouve par-tout, est un vrai poison pour le ver solitaire. On peut le manger en salade, verd ou sec, cuit ou crud. Il agit toujours également sur ce ver. Au défaut de cette plante qui peut manquer sur-tout dans l'hyver, la graine du pourpier bouillie fait le même effet, si ce n'est qu'il faut en user plus long-temps; ou il suffit d'en manger une fois une certaine quantité pour faire mourir le ver solitaire. Au reste il est aisé de conserver la plante, comme on fait les autres herbages, soit en la gardant dans de l'eau avec une couche d'huile par-dessus, soit en la faisant secher.

## VIE.

*Moyen de se procurer une longue vie. Élixir de longue vie : en voici la composition.* Une once & un gros d'aloës succotrin, un gros de zedoire ou zedoire, pareil poids d'agaric blanc, de gentiane, de saffran du levant, de rhubarbe fine, de thériaque de Venise.

Mettez en poudre & passez au tamis les six premieres drogues, après quoi mettez-les dans une bouteille de gros verre avec la thériaque. Jettez dessus une pinte de bonne eau-de-vie : bouchez bien cette bouteille d'un parchemin mouillé : quand il sera sec, piquez-le de plusieurs trous d'épingle, afin que la fermentation ne casse pas la bouteille. Mettez-la à l'ombre pendant neuf jours. Ayez soin de la bien remuer matin & soir pour mêler les drogues : le dixiéme jour, sans remuer la bouteille, coulez doucement l'infusion dans une autre tant qu'elle sortira claire, & bouchez bien avec du linge cette colature, puis mettez sur vos drogues une demi-pinte d'eau-de-vie que vous y laisserez encore pendant neuf jours bien bouchée comme l'autre, & remuez-les de même. On coulera aussi au dixiéme jour, & quand on s'appercevera que la liqueur se brouille, on mettra du coton dans l'entonnoir, & on la filtrera à plusieurs reprises, s'il le faut, pour l'avoir claire. On aura attention de mettre un linge sur l'entonnoir, afin que la liqueur ne s'évapore point : on mêlera les deux infusions ensemble, & on les ſerrera dans des bouteilles bien bouchées. On pourra s'en ſervir dès le premier jour. Avec l'uſage journalier de ce remede, c'eſt-à-dire, ſi on prend ſix à ſept gouttes, on vit long-temps ſans avoir beſoin de ſaignées, ni d'autres médicamens. Il reſtitue les forces, anime les eſprits vitaux, aiguiſe les ſens, ôte les tremblemens de nerfs, émouſſe les douleurs de rhumatiſme & les douleurs de la goutte, l'empêche de remonter, nettoye l'eſtomach de toutes les humeurs craſſes & gluantes, guérit les coliques, les indigeſtions, purifie le ſang, eſt un contre-poiſon parfait, provoque les mois aux femmes, purge imperceptiblement & ſans douleur, guérit les fiévres intermittentes. A la troiſiéme doſe il eſt un préſervatif contre les maladies contagieuſes, fait pouſſer la petite vérole ſans riſque.

*Voici les doſes.*

Pour les maux de cœur, une cuillerée à bouche.

Pour les indigeſtions, deux dans quatre de thé.

Pour la rage de goutte, dans l'accès, quand elle remonte, trois doses par jour.

Pour colique d'entrailles, deux doses dans quatre d'eau-de-vie.

Pour les vers, une cuillerée à caffé pendant huit jours.

Pour l'hydropisie, une cuillerée à caffé pendant un mois dans du vin blanc.

Pour la suppression des mois, une cuillerée à jeun pendant 13 jours dans trois de vin rouge.

Pour les fiévres intermittentes, une cuillerée prise dans les frissons.

Pour puger en forme, trois cuillerées pour les robustes, & deux pour les constitutions foibles; il n'opére que le lendemain, sans douleurs; mais il faut s'abstenir de fruit, salade, laitage.

A l'égard de l'usage journalier qu'on en peut faire, il est de neuf gouttes pour les hommes, & de sept pour les femmes. Cette recette a été trouvée dans les papiers du Docteur Yernest, Médecin Suédois, mort à l'âge de 104 ans. Ce secret étoit dans sa famille qui en faisoit usage; son pere a vécu 112 ans, son ayeul 130. Ils en prenoient sept à huit gouttes matin & soir. Cet Elixir n'est pas difficile à faire. Le prix des drogues est de 35 à 40 sols pour deux pintes d'eau-de-vie.

## VUE.

*Moyen pour soulager la vue quand elle est affoiblie, ou presque perdue.*

Ce moyen a été découvert par un homme de 60 ans, qui se trouvoit dans ce cas fâcheux. Il prit des lunettes garnies de cercles fort grands, & en ayant ôté les verres, il appliqua à chacun des cercles vuides, un tuyau conique de cuir noir d'Espagne. En approchant l'œil de l'ouverture la plus large du cône, il pouvoit lire l'impression la plus fine qui s'offroit à la petite ouverture. Ces tuyaux étoient de différente longueur, & l'ouverture de la pointe du cône étoit aussi différente: plus cette ouverture étoit étroite, mieux il distinguoit les plus petites lettres: plus elle étoit large, plus elle comprenoit de mots ou de lignes, & par conséquent moins il avoit besoin de remuer la tête & la main en lisant; il se servoit tantôt d'un œil, tantôt de l'autre & les relayoit ainsi tour-à-tour: car les rayons visuels des deux yeux ne peuvent pas se réunir sur le même objet, quand ils sont ainsi séparés par deux tubes opaques. Plus la matiere de ces tubes sera légere, moins ils seront embarrassans : il faut les noicir en dedans, de maniere qu'ils n'aient point de lustre & ils doivent être construits de sorte qu'on puisse les allonger ou les racourcir, & rendre l'ouverture de la pointe plus ou moins large selon le besoin. La seule difficulté qu'on peut trouver à s'en servir, n'est que dans le commencement, mais pour peu qu'on y soit accoutumé, l'usage devient assez facile.

MOYEN. *nouvellement découvert de recouvrer la vue perdue par accident.* C'est d'exprimer dans les yeux la liqueur du fiel du poisson appellé barbeau. L'expérience en a été faite à Paris en l'année 1767, sur une femme dont les yeux étoient depuis six mois affligés d'ulceres & couverts d'une taie, qui la rendoient totalement aveugle. Ainsi pour avoir un remede contre cet accident, on doit se procurer le fiel de plusieurs poissons, en exprimer la liqueur dans une phiole, & en faire entrer avec le bout d'une plume dans les yeux : ce qu'on a pratiqué à l'égard de la femme dont nous venons de parler. Cette liqueur lui causa d'abord une douleur très-vive qui dura plus d'une demi-heure, mais qui se dissipa peu-à-peu, & ses yeux rendirent beaucoup d'eau. Le lendemain la femme affligée commença à voir d'un œil. On lui remit, le soir, de cette-même liqueur. Le blanc des yeux qui étoit rouge, reprit insensiblement sa couleur & la vue se trouva fortifiée : on en remit une troisiéme fois, & cette derniere application lui fit recouvrer entierement la vue.

## YEUX.

*Maladie des yeux. On a découvert depuis quelque temps que l'huile de vipere étoit d'une grande utilité pour les maladies des yeux. La meilleure maniere de la faire est celle-ci, suivant la pratique d'un excellent Médecin.* Prenez une chausse d'hypocrate faite avec de vieille toile de lin : mettez-y une vipere grasse ; suspendez-la au soleil, & mettez au-dessous de sa pointe une phiole pour recevoir l'huile à mesure qu'elle en distille goutte à goutte.

## FLUXION SUR LES YEUX.

*Remede.* Prenez deux onces de chaux

vive filtrée : dissolvez y une dragme de sel ammoniac en poudre. Versez la dissolution dans une bassine de cuivre, laissez-la dedans pendant une nuit, jusqu'à ce que la bassine soit devenue bleue : filtrez-la, & la gardez ensuite pour faire un collyre. Ce remede est fort bon pour nétoyer les yeux de leur sanie, dessécher les petits ulceres qui y viennent, & consumer les cataractes.

*Corps étrangers entrés dans les yeux.*

Si c'est une paille ou fétu, on prend un morceau de cire d'Espagne bien frotté contre du drap ; on l'approche de l'endroit où est la paille & celle-ci s'y attache : si ce sont des pailles de fer ou d'acier, approchez-en une pierre d'aimant : si c'est de la poussiere, on applique sur l'œil un morceau de chair de veau.

*Foiblesse des yeux ou vue trouble.*

Mettez les foies ou les intestins de goujons de riviere dans une bouteille de verre exposée à une douce chaleur du Soleil : ils se convertiront en une liqueur jaune & huileuse, appliquez-en sur les yeux.

*Fin de la premiere Partie.*

# L'ALBERT MODERNE.

## SECONDE PARTIE.

## L'UTILITÉ.

*SECRETS qui ont pour objet un très-grand nombre de choses bonnes & utiles à sçavoir dans les différens besoins ou occasions de la vie, tant à la campagne qu'à la ville.*

### AVOINE.

AVOINE *originaire de Hongrie.* Un Particulier de la Franche-Comté, cultive depuis quelques années une espéce d'*avoine originaire de Hongrie.*

Après une longue expérience il la croit préférable à toutes les avoines cultivées communement en France. Elle donne, dit-on, beaucoup plus de grain, ce grain est beaucoup plus gros, plus farineux, plus pesant d'environ un septiéme, à volume égal, que notre plus belle avoine, & nourrit bien mieux les chevaux. On ne court aucun risque à la laisser mûrir parfaitement sur pied, parce qu'elle n'est point sujette à s'égrainer: le grain étant mûr, il faut la couper & la serrer aussitôt. Cette méthode est encore avantageuse pour la paille, dont elle donne au moins le double, de ce qu'en fournit l'avoine commune, & celle qu'elle produit est beaucoup plus nourrissante pour les bestiaux que celle qu'on laisse à moitié pourrir dans les champs pour en bonifier le grain. On est dans l'usage presque par-tout en France, & surtout à Paris de juger de la qualité de l'avoine par la couleur, & de préférer la plus noïre. Celle dont il s'agit est aussi blanche que l'orge; c'est tout le défaut qu'on lui connoît, si l'on peut appeller défaut ce qui n'a d'autre fondement qu'un pur préjugé. La propriété qu'elle a d'ailleurs de ne point s'égrainer sur pied, la rend aussi plus difficile à couper que l'avoine ordinaire; elle exige même un peu plus de temps & de soin pour cette opération par l'adhérence du grain aux capsules qui l'enveloppent. Quant à la forme de la plante, elle est assez différente de celle des avoines de France. La premiere pampre qu'elle pousse, est plus large, plus longue & d'un verd plus foncé; le tuyau qui succede est plus gros & plus long au moins du double. L'épi differe encore plus: le grain s'arrange d'un seul côté en forme de vergette, & les filamens qui le portent se tiennent serrés contre la principale tige. La culture qu'elle demande est la même que celle de nos avoines: elle se plaît dans les mêmes endroits, mais en bonne terre, & sur-tout dans une terre un peu fraîche.——Elle produit en volume un cinquiéme de plus que l'avoine ordinaire: elle donne communément cinq septiers par arpent, mesure de Paris, & peut en donner 7 à 8 dans un terrein à portée des eaux.

## BESTIAUX.

*Remede contre la maladie des Bestiaux qui urinent le ſang. Elle les attaque en Eté, lorſqu'ils ſont dans les pâtures. Auſſitôt qu'on s'apperçoit de ce mal, il faut leur faire quitter les champs & les ramener à l'etable.* On fait diſſoudre une poignée d'amidon blanc dans de l'eau de puits bien claire, & on la délaye ſi bien qu'on puiſſe la faire avaler ſans peine & ſans dégoût à l'animal. Enſuite on lui donnera à manger à ſec ſans le faire boire; & l'urine de ſang ceſſe en vingt-quatre heures.

AUTRE *appellée Charbon. Remede.* Dès qu'on s'apperçoit que les beſtiaux ſont incommodés d'un bouton ou d'une barre ſur la langue, il faut prendre une piéce d'argent pour racler ce bouton juſqu'à ce que le ſang vienne: enſuite prendre une poignée de ſel & autant de poivre, quelques gouſſes d'ail qu'on hache bien menu, & une bonne poignée d'herbes fortes, concaſſées, comme la lavande, le ſerpolet, la ſauge, le thim, le romarin & autres. On met le tout enſemble dans une ſuffiſante quantité de vinaigre. Et on le laiſſe en digeſtion pendant quelques jours En frottant de cette mixtion la langue de l'animal malade, il ſera guéri ſur le champ, & il mangera tout de ſuite ſans aucune difficulté. Une cuillier d'argent eſt l'inſtrument le plus propre pour nettoyer la langue de la bête. Cependant quelques perſonnes ſe ſont ſervies avec ſuccès d'un morceau d'écarlate. Comme la contagion ne ſe manifeſte point par aucun ſigne extérieur, & que les animaux qui en ſont atteints, ne paroiſſent pas ſouffrir, parce qu'ils mangent toujours, il faut être bien attentif, à viſiter chaque jour leur langue; autrement l'on s'expoſe à être la dupe de la moindre négligence à cet égard.

AUTRE. *Contre la mortalité des beſtiaux, comme chevaux, mulets, bouriques. On doit commencer le traitement par le purgatif ſuivant.* Prenez du mercure doux & jalap en poudre de chacun une once. On délaye le tout dans huit onces d'huile d'olive. On le fait avaler au cheval, & on a soin de ne lui donner à manger que trois heures après. Il faut faire dégourdir l'eau, avant de l'abreuver, & lui faire boire tous les jours huit onces de décoction de racine d'Aristoloche ronde: la moitié de cette dose suffit pour les petits chevaux, mulets & bouriques. Le lendemain de la purgation on fait fumigation avec les ingrédiens suivans. Prenez de la cire jaune une once, & cinnabre bien pulvérisé demi-once. Faites fondre la cire dans un plat vernissé, sur un feu lent, & en le remuant avec une spatule; vous y jetterez peu-à-peu le cinnabre; vous retirerez ensuite le plat du feu, & vous remuerez la matiere jusqu'à ce qu'elle soit refroidie. Trois fumigations doivent suffire, & l'on n'en fait qu'une par jour. Ce remede a parfaitement réussi sur plusieurs chevaux, mulets, &c.

## BLED.

*Préparation spécifique pour préserver le froment de la bruine, suivant l'exposé d'un Cultivateur.* Pour cinq septiers de froment, mesure de Paris, on prend, dit-il, deux livres d'alun coûtant huit à neuf sols la livre, & on les fait fondre dans un chaudron sur le feu. Quand cet alun est fondu, on verse de l'eau dans un baquet ou dans un grand cuvier. On met par-dessus de l'eau froide, & l'on y jette de la chaux vive, à la quantité ordinaire du *chaussumage*. Quand la chaux est éteinte, on y met le grain avec assez d'eau pour qu'il y en ait trois ou quatre doigts au-dessus : on remue bien le tout avec une pelle de bois. On tire ensuite le mauvais grain qui surnage, avec une écumoire : puis on laisse reposer le tout pendant deux heures, après le quel temps on remue encore tout le grain, & l'on écume s'il le faut. Au bout de deux autres heures, on tire le grain de l'eau par le moyen d'un panier pour ne pas perdre cette même eau, qui sert à une autre cuvée de pareil grain, en y remettant moins d'alun. On répand le grain égoutté sur une planche, & on a soin de le remuer souvent, afin qu'il ne se prenne pas par grumeleaux. Pour le sécher plus vîte, chaque fois qu'on le remue, on le fait poudrer avec de la chaux vive à travers un papier couvert d'une forte toile. Il ne faut pas être plus de quatre ou cinq jours sans mettre en terre le grain ainsi préparé. Depuis trente ans, dit ce cultivateur, que je me sers de cette méthode, qu'on pratique depuis long-temps dans la Vallée de Montmorenci, je n'ai jamais eu un épi foudré ou bruiné.

MOYEN *de multiplier la récolte du froment en l'étuvant. Etuver le froment, c'est le dessecher dans l'étuve à la chaleur du charbon. Voici le résultat d'une expérience qui en a été faite à Geneve.* On a mesuré deux cent quatre-vingt-quatre pieds cubes de même bled. La moitié, c'est-à-dire cent quarante-deux pieds ont été étuvés & ont perdu cinq pour cent de ce volume : on les a humectés, & ils ont repris leur volume. On a fait moudre séparément les cent quarante-deux pieds cubes étuvés & les cent quarante-deux cubes non étuvés, le dernier bled a donné soixante-huit livres dix-huit onces de farine de plus que le bled étuvé. On a pétri ces deux ſortes de farine; celle du bled étuvé a produit deux cent dix livres de pain de plus que la farine du bled non étuvé, laquelle avoit cependant peſé ſoixante livres de plus que l'autre. On vient d'établir en pluſieurs lieux de ces ſortes d'étuves.

### SAUMURE,

*Qui garantit le bled de la nielle, & détruit encore certains inſectes.* On prend de la chaux de roche & du ſel marin, que l'on met dans un grand cuvier; on verſe par-deſſus une quantité proportionnée de bière aigrie ou d'urine, & on remue le tout enſemble juſqu'à ce que le ſel ſoit diſſout & la chaux bien délayée: on laiſſe enſuite repoſer ce mélange pendant vingt-quatre heures, après quoi on le tranſverſe dans une autre cuve deſtinée à cet uſage. Le grain eſt mis dans cette ſaumure, & on l'y laiſſe tremper depuis le ſoir de la veille juſqu'au matin du jour qu'on le ſeme. Avant que de le ſemer, il eſt bon de le ſaupoudrer avec de la chaux vive bien ſeche.

AUTRE *moyen de préſerver le fro-*

*ment de la corruption, & de le conserver, publié par l'ordre du gouvernement en* 1759. Si le grain qu'on veut semer est net, & sans moucheture noire, il suffira de le laver dans la lessive ci-après décrite. Si au contraire ce grain est taché de noir, ou affecté de ce que l'on appelle *Nielle*, *Bruine*, *Brourure*, *Bosse*, *Charbon*, *Carie*, &c. il faut le laver plusieurs fois dans de l'eau de pluie ou de riviere, & ne le passer dans la lessive, que quand il n'y aura plus de noir. Or pour faire cette lessive on prendra des cendres de bois neuf, c'est-à-dire, qui n'ait point été flotté. On remplira un cuvier aux trois quarts, on y versera une quantité d'eau suffisante : celle de la lessive destinée pour la graine doit être de deux pintes mesure de Paris, ou quatre livres d'eau pour une livre de cendres; cette proportion donnera une lessive assez forte. Lorsqu'elle sera coulée, on la fera chauffer, & on fera dissoudre assez de chaux vive pour qu'elle prenne un blanc de lait. Cent livres de cendres, & deux cents pintes d'eau donneront cent vingt pintes de lessive, ausquelles on ajoûtera quinze livres de chaux. Cette quantité de lessive ainsi préparée suffit pour soixante boisseaux de froment, & ne revient au plus qu'à quarante sols, ce qui fait huit deniers pour chaque boisseau. Pour faire usage de cette lessive chauffée, on attendra que sa chaleur soit diminuée au point qu'on y puisse tenir la main. Alors on versera le froment déjà lavé dans une corbeille d'un tissu peu serré, & qui ait deux anses, & on la plongera à diverses reprises dans cette lessive blanche; on remuera le grain avec la main ou avec une palette de bois, pour qu'il soit également détrempé. On soulevera ensuite la corbeille pour la laisser égoutter sur le cuvier; puis on étendra le grain sur des chevriers, ou sur des tables pour le faire secher plus promptement. On remplira la corbeille de nouveau grain, & on la trempera comme ci-dessus dans le cuvier dont on aura remué le fond avec un bâton, jusqu'à ce qu'on ait fait passer les soixante boisseaux. Le Laboureur pourra profiter des beaux jours & de ses momens de loisir pour préparer tout le grain soupçonné de nielle, dont il aura besoin pour les prochaines semailles.

Autre. *Pour préserver les bleds de la bruine, ou bruissure.* Le bled épuré & criblé au crible normand, on le met en pile dans l'endroit destiné pour *enchausser* ou *enchauvrer*; puis on fait bouillir une quantité d'eau proportionnée à celle du grain qu'on veut préparer. On met le chaudron d'eau bouillante au milieu d'un tas de bled, & on y fait éteindre de la chaux vive; on l'agite pour la bien délayer, & la mettre en lait. Ensuite on en arrose tous les tas de bled, & l'on prend de l'eau froide pour achever de nettoyer le chaudron; on retourne après cela trois ou quatre fois le bled, de façon qu'il n'y ait pas un grain qui ne soit trempé de cette eau de chaux: on remue le bled jusqu'à ce qu'il soit entierement sec, & on ne le seme que cinq ou six jours après cette opération. La quantité de chaux, pour bien enchausser, est d'un quarantieme de celle du bled. Cette méthode est pratiquée avec succès par les meilleurs Laboureurs des environs de Dammartin.

## CONFITURE DE CAROTTES.

*La carotte eſt, après le cheruis, la plus ſucrée de toutes les racines. Bien des gens ignorent qu'on peut en faire une confiture excellente & nullement diſpendieuſe. Voici la maniere.* Prenez de carottes ce que vous jugerez à propos : ratiſſez-les parfaitement, & les coupez, comme pour les mettre dans le pot. Mettez de l'eau dans un chaudron ſur le feu, & lorſqu'elle bouillira, jettez-y vos carottes, & les y laiſſez un bon quart-d'heure ; c'eſt ce qu'on appelle blanchir : tirez-les enſuite & faites-les égoutter & ſecher ſur des clayes d'oſier. Les carottes ainſi préparées, ayez du vin doux : plus il ſera doux, plus la confiture ſera parfaite, & il n'en eſt point de meilleur que celui qui coule lorſque l'on charge le preſſoir ; auſſi le nomme-t-on *la mere goutte.* On doit regler la quantité de vin doux ſur celle des carottes : mais le tout de maniere que le vin ſurnage le fruit de la hauteur de la main. Cependant on n'y met pas tout d'un coup les carottes. On fait auparavant bouillir le vin, on l'écume exactement, & c'est lorsqu'il est bien écumé que l'on y met les carottes; on les laisse bien cuire sur un feu doux jusqu'à ce qu'il ne reste plus de jus que ce qui en est nécessaire pour conserver la confiture. Ce fruit ne peut jamais trop cuire; mais la marque à laquelle on connoîtra que le jus a son juste degré de cuisson, est lorsqu'après en avoir tiré un peu sur une assiette & qu'on l'a laissé refroidir, il s'épaissit & brunit. Aussi-tôt que l'on a mis les carottes cuire dans le vin, on y jette de la canelle en branche & on y mêle deux pintes de bon miel, que l'on a eu soin avant, de rafiner. On acheve ensuite la confiture, & on peut être sûr qu'elle sera très-saine & très-bonne, jusques-là que le plus fin connoisseur ne pourra démêler avec quoi elle aura été faite.

## CHAMPIGNONS.

*Moyen de se fournir journellement de Champignons sans qu'on ait un jardin.* Dans une cave à trois ou quatre pieds des murs, élevez à l'ordinaire une couche de crotin de cheval & de mulet, si vous pouvez en avoir; & de fiente de pigeon, le tout bien mêlé ensemble. Ne faites point cette couche ni plate, ni en dos de bahut, mais disposez-la en talut, & la couvrez d'un demi-pouce de terreau: vous la battrez ensuite selon l'usage avec le dos de la pêle ou de la bêche. Cette couche vous donnera infailliblement des champignons, non pour deux ou quatre mois, comme celle des Jardiniers, ni même pour un an, mais pendant des trois & quatre années consécutives: elle a besoin de temps à autre d'être arrosée. On hâte la production des champignons en arrosant la couche d'eau tiéde, & en y jettant des épluchures du même fruit. Elle en portera dès le troisieme jour, si l'on y seme ce qui se trouve vers le pied du champignon.

Le crotin doit être de chevaux qui mangent beaucoup de grain. On peut en faire *chanoir* dans un grenier exposé au midi en l'arrosant de temps à autre d'urine de cheval, ou d'eau tiéde, & en imitant l'opération de la nature sur celui qui est renfermé dans les couches ordinaires. Bien des particuliers pratiquent cette méthode à Metz.

*Recette pour se garantir des accidens occasionnés par les champignons.* Le champignon frais cueilli ne fait courir aucun risque, mais comme souvent on n'en fait usage que deux ou trois jours après, il faut prendre la précaution suivante. Lorsque vos champignons soin bien épluchés & lavés, jettez-les dans de l'eau bouillante, où vous aurez mis un filet de vinaigre, & les y laissez quelques instans: cet acide détruira tout le venin qu'ils pourroient avoir contracté.

A l'égard des mauvais champignons, il n'y a aucun correctif capable d'empêcher leur malignité. Et si par malheur on en a mangé quelques uns de cette derniere espece, ou même une telle quantité des autres qui aient causé une indigestion, le plus sûr remede pour la guérison est d'avoir recours à quelques grains d'émétique, & après son effet, il faut boire de l'oxicrat, qui est de l'eau dans laquelle on a jetté un filet de vinaigre.

Le vinaigre est excellent pour guérir de la malignité du champignon noir.

## CHANVRE.

*Nouvelle maniere de préparer le chanvres, communiquée à l'Académie des Sciences par Monsieur Marcandier, de la Société d'Agriculture de Bourges.* *Quoique dans le rouissage ordinaire le chanvre ait été assez long-temps dans l'eau, pour que son écorce qui doit produire la filasse puisse se détacher aisément; cette écorce reste cependant encore dure, élastique & peu propre à produire des fils bien fins. Monsieur Marcandier a reconnu qu'on peut parvenir à donner à ces fils facilement & sans frais toutes les bonnes qualités qui leur manquent, & épargner beaucoup la peine & la santé des ouvriers, ausquels la poussiere du chanvre donne quelquefois des maladies très-dangereuses.* Pour cela, lorsque le chanvre a été broyé sous la macq par la méthode usitée, on en prend la filasse par petites poignées, on la met dans des vases remplis d'eau, & on l'y laisse plusieurs jours, ayant soin de la frotter, &

de la tordre dans l'eau sans la mêler. Cette opération est comme une espéce de second rouissage qui acheve de décharger le chanvre de la gomme qui en colloit encore les fils les uns aux autres, & les empêchoit par conséquent de prendre toute la finesse dont ils sont susceptibles. On tord ensuite le chanvre; on le lave bien à la riviere, on le bat sur une planche, & on le lave de nouveau. Il prend pour lors un bel œil clair, tous les fils en sont détachés les uns des autres; & ce chanvre, ainsi préparé, égale le plus beau lin, & ne donne qu'un tiers d'étoupe. Après cette opération on remet le chanvre au sérauceur pour en tirer les fils les plus fins, qui paroissent alors comme autant de fils de soie. Le sérauceur le travaille facilement, & n'est pas exposé à une poussiere toujours un peu dangereuse.

MOYEN *de rendre le chanvre semblable au lin, publié par M. Muratori.* Il faut d'abord faire la premiere lessive avec de bonne cendre, & y mêler un peu de chaux vive, mais avec prudence & suivant la quantité de chanvre que l'on veut préparer; puis on la retire du feu pour la laisser clarifier. On pese après cela le chanvre, & sur dix livres de préparation, on peut mettre une livre & demie de savon gratté. On met tremper le chanvre dans cette lessive, où il doit rester vingt-quatre heures; on le fait ensuite bouillir pendant deux heures, & on le retire pour le faire secher à l'ombre. Lorsqu'il est sec, on le passe à la macq, afin de pouvoir le mettre en poignées, & l'employer au même usage que le lin. Il faut avoir attention de ne point choisir le chanvre le plus gros, parce que la grossiéreté de l'étoffe pourroit faire échouer l'entreprise.

## CHEMINÉE.

*Moyen simple & facile d'éteindre le feu dans une cheminée provenant de l'inflammation de la suie.* Il consiste à avoir appliqué de bonne heure dans le tuyau de la cheminée deux plaques de tole posées horisontalement, mobiles sur une charniere bien construite, & qui étant baissées ferment exactement la capacité du tuyau. On place la premiere un peu au-dessus du foyer, & la seconde immédiatement au-dessous de la porte ou ouverture pour nettoyer la cheminée. Ces plaques sont toujours relevées lorsqu'on fait du feu, & au moyen d'un fil d'archal, que l'on tire à soi en cas d'accident, on les fait tomber sur leur appui. Pour lors la suye enflammée qui se trouve entre deux est forcée de se rabattre sur la plaque inférieure, & le feu est étouffé.

AUTRE *moyen facile.* Il faut prendre une poignée de souffre en poudre, la jetter dans le foyer, & fermer en même temps l'ouverture du bas de la cheminée, de façon qu'il reste seulement un petit soupiral pour ménager un courant d'air, & entretenir l'embrâsement du soufre. La suye éteinte tombe par flocons, & l'incendie cesse. Ce moyen, il est vrai, n'est pas nouveau : mais il est bon de le rappeller, car il y a des secours très-utiles dont on ne fait pas usage, ou parce qu'ils sont trop simples, ou parce que dans le moment on n'y pense pas.

Autre *maniere prompte & sûre de nettoyer les tuyaux des cheminées & d'en faire tomber la suye, sans avoir besoin de Ramoneur, ou lorsqu'on n'en a pas facilement.* Broyez bien dans un mortier chaud, & mêlez ensemble trois parties de salpêtre, deux parties de sel de tartre, & une partie de fleurs de soufre. Mettez-en sur une pelle de fer, autant qu'il en peut tenir sur un liard. Exposez la pelle sur un feu clair près le fond de la cheminée. Si vous ne voulez pas entendre une explosion pareille à un coup de canon, retirez-vous. Sitôt que le mélange commencera à bouillir, il fulminera de maniere que le seul mouvement subit de l'air élastique contenu dans le tuyau de la cheminée, fera tomber sans aucun dommage ni danger la suye, aussi bien & mieux que ne le pourroit faire un ramoneur.

Si le premier coup ne suffisoit pas pour nettoyer le tuyau aussi bien qu'on le desire, on pourroit répéter l'opération: elle n'est pas coûteuse.

## CHENILLES.

*Secret immanquable pour faire périr les chenilles.* Prenez un peu de ſavon noir gras, battez-le dans un ſceau d'eau, & avec un goupillon jettez-en ſur les pelottes de chenilles nouvellement formées, & renfermées dans leurs poches. Cette opération ſe fait, ou le ſoir après qu'elles ſont retirées, ou le matin avant le lever du Soleil : une ſeule goutte de cette eau mouſſeuſe tombant ſur la poche, la bourſe ou la toile qui renferme alors les inſectes, les fait toutes crever & tomber en maſſes, ſans qu'on ſoit obligé de brûler ni d'écraſer les chenilles.

AUTRE. Pour éviter que les chenilnilles montent ſur les arbres, enveloppez le pied de l'arbre avec du coton non filé, l'eſpace de deux à trois pouces tout autour du pied. La chenille qui a une fois atteint le coton, ne peut plus s'en retirer.

AUTRE *pour préſerver les choux & autres plantes potageres des chenilles & autres inſectes.* Il ne faut que ſemer du chanvre sur toutes les bordures du terrein où l'on a dessein de planter des choux. On sera étonné de voir que, quoique tout le voisinage soit infecté de chenilles, l'espace renfermé par le chanvre en sera parfaitement garanti, & aucune vermine de cette espece n'en approchera. La cause vient ou de l'aversion que les chenilles ont pour cette plante, ou de ce que les oiseaux qui en sont au contraire fort friands, en fondant sur le chanvre détruisent en même temps les chenilles qui sont encore un de leurs mets.

AUTRE *moyen efficace de détruire les chenilles.* Remplissez un réchaud de charbon bien allumé, présentez-le sous les branches infectées de chenilles, à une distance suffisante pour que les feuilles ne puissent être incommodées de la flamme qui s'en élevera, au moment qu'on y jettera quelques pincées de soufre en poudre. La vapeur de ce minéral est mortelle pour les chenilles, & pour la plûpart des autres insectes : elle entre facilement dans les conduits de leur respiration, l'intercepte, les suffoque & les fait tomber sans vie. L'odeur en est si forte pour les chenilles, & elle se conserve si long-temps sur les branches des arbres sous lesquels on a répété cette opération, que par la suite on peut être sûr qu'il n'en viendra plus s'y attacher. Une livre de soufre, dont le prix est modique, sera suffisante pour écheniller les arbres d'un verger de plusieurs arpens, en quelque quantité que puissent être les chenilles dont il sera dévoré, & dont on ne pourroit autrement le garantir, lorsque les hivers ont été peu rigoureux, & que les gelées n'auront pu faire périr les œufs de ces insectes.

AUTRE *remede assuré contre les chenilles* Prenez du genêt, coupez-le menu: faites-le tremper & infuser dans l'eau pendant la nuit: il en faut une brassée dans un baquet. Le lendemain, avec un goupillon, ou une poignée d'herbes comme un petit ballay, aspergez-en les arbres, les choux, & les plantes où vous verrez des chenilles. Au reste, une seule opération ne suffit pas pour les faire périr toutes; il eſt nécessaire de la recommencer plusieurs fois.

L'eau de ſavon dont on aſpergera les plantes, & arbres où ſont les chenilles eſt encore un remede éprouvé.

## CHEVAL.

*Moyen facile d'enſeigner aux Cavaliers à monter à cheval, & utile aux hommes de Cavalerie.* La premiere fois qu'on fait monter un homme à cheval, il faut lui donner un animal bien doux. Il ne faut jamais le faire trotter, qu'il ne ſoit bien ferme & à ſon aiſe au pas, ni galoper juſqu'à ce qu'il ſoit en état d'aller comme il faut au trot. Quand il eſt parvenu à un certain point de fermeté ſur la ſelle, alors plus il trotte, & plus il montera de chevaux rudes, mieux ce ſera. Avant que de laiſſer monter votre homme, apprenez-lui à connoître & à examiner toujours ſi la gourmette eſt bien placée; je veux dire, quand le cheval a un mords dans la bouche : ce qui ne doit pas être d'abord, mais ſeulement un filet juſqu'à ce que le cavalier ſoit ferme ſur la ſelle, & que le cheval ſoit auſſi un peu dréſſé. Il faut qu'il examine encore si la museliere est assez serrée, la sous-gorge aisée, & le mords ni trop haut ni trop bas dans la bouche du cheval, de maniere à ne lui pas faire plisser la peau, & à ne pas être pendante; si les sangles sont serrées modérement, sans l'être trop, & si la croupiere & le poitrail sont à leur juste point. Après avoir fait attention à toutes ces choses, le cavalier doit s'approcher doucement de son cheval vers l'épaule, puis prenant les rênes & une poignée de la criniere dans sa main gauche, il doit mettre doucement le pied dans l'étrier gauche en le tirant vers lui, de crainte de toucher le cheval avec le bout du pied: ensuite il restera un moment dans cette attitude, tenant son corps droit & ferme sans être roide. Après cela, passant la jambe droite légérement par-dessus la selle, sans frotter contre rien, qu'il se mette tranquillement en selle. Il faut avoir grand soin de ne pas tenir les rênes de trop court, de crainte de faire reculer le cheval, se jetter en arriere, ou relever la tête; mais on doit les tenir d'une longueur convenable; égales, ni trop lâches,

ni

ni trop ſerrées, & avoir toujours le petit doigt placé entre les deux. On doit obſerver que les étriers ne ſoient ni trop longs ni trop courts, mais d'une telle étendue que, quand le cavalier, étant bien placé, y met ſes pieds à environ un tiers de la longueur du pied loin de ſa pointe, les pointes des pieds ſoient environ de deux ou trois pouces plus hautes que les talons. On doit en prendre la longueur de la maniere ſuivante. Faites placer votre cavalier ſur la ſelle, droit, ferme & ſans être aſſis, avec les jambes pendantes & les étriers auſſi; quand il ſera dans cette poſition, levez l'étrier & remontez-le juſqu'à ce que le bas vienne préciſément au-deſſous de la cheville du pied. On n'en dira pas davantage, parce qu'on n'a pas prétendu enſeigner ici les parties les plus difficiles & les plus recherchées de l'art de monter à cheval, relativement aux différentes eſpéces & aux diſpoſitions tant des hommes que des chevaux, que l'on rencontre dans un Régiment.

## CHEVAUX.

*Nouvelle méthode de ferrer les chevaux. L'usage ordinaire de ferrer & la maniere dont on le fait, loin d'être de quelqu'avantage pour les chevaux, les ruine, les fatigue, les rend pesans & sujets à broncher, les expose à attraper des clous de rue, leur fait lever les jambes maladroitement, les expose à avoir les pieds trop tendres, & aux enflures du tendon. La méthode que nous proposons, dont l'invention vient d'Angleterre, & qui est confirmée par l'expérience, les rend plus alertes & leur donne une allure plus agréable. Elle est simple & de très-facile exécution.* Il ne faut jamais parer la solle ni la fourchette, & on ne doit mettre sur le pied du cheval qu'autant de fer qu'il en faut pour conserver la solle de corne; car alors il n'est pas si sujet à glisser sur le pavé, soit lorsqu'il est couvert de glace, soit lorsqu'il est uni & sec comme en Eté. Par-là on voit qu'un long fer est non seulement inutile, mais qu'il est préjudiciable au cheval; car son talon venant à baisser sur celui du fer, plus le levier sera long, plus l'effort sera grand sur les rivures des clous, à la pince. Ainsi plus il est long & couvre la solle, plus le cheval est sujet à tomber & à chopper. C'est de la solle charnue que la solle de corne reçoit sa nourriture : sa connexion & ses parties pleines de suc consistent dans son épaisseur, & à mesure qu'on la rend plus mince, elle se durcit & reçoit moins de nourriture. Quels dangers ne court pas un cheval quand à force de lui parer la solle, on l'a presque enlevée tout-à-fait ? On voit par-là que plus le pied d'un cheval est paré, plus il est exposé à être blessé de ce qu'il rencontre. On demandera peut-être ce que deviendra la solle de corne, si on ne la pare point : peut-être craint-on qu'elle ne devienne trop grande, si on ne la pare point. Je réponds qu'il n'y a rien à craindre ; car à mesure qu'elle croît, elle se séche, s'écaille & tombe par lames.

Il ne faut donc jamais parer la solle ni la fourchette, par la raison que nous venons de dire. On doit se contenter seulement d'abattre le bord du sabot comme à l'ordinaire, en cas qu'on le trouve trop long, & ensuite poser par-dessus un fer fait en forme de demi-lune, en diminuant un peu son épaisseur vers le talon, & le tenant un peu plus long pour les chevaux qui ont les sabots foibles; car quand les pieds sont bons, il ne doit atteindre que jusqu'au milieu du sabot.

Il faut enfoncer huit petits clous faits à l'ancienne mode, c'est-à-dire dont la tête est fort petite, dans les trous du fer qui sont faits comme la tête du clou, d'une forme un peu oblongue. Cette maniere de ferrer a été exécutée, & bien des Officiers l'ont mise en pratique & s'en sont très-bien trouvés. L'inventeur de cette méthode a fait ferrer ainsi un grand nombre de chevaux à Londres, qui bronchoient auparavant, & qui ne bronchent plus aujourd'hui, & qui marchent d'un pas assuré sur la glace, au moyen de deux faux clous à glace, sur la pince.

## TRANCHÉES DES CHEVAUX.

*Remede pour guérir toutes les tranchées des chevaux, de quelque espece qu'elles soient.* Il faut faire bouillir une pinte de lait, dans laquelle on jette plein un grand dé à coudre de savatte brûlée & pulvérisée. On fait avaler le tout au cheval par le moyen du cornet. On le couvre bien, on lui fait une bonne litiere, & on lui donne assez d'espace pour qu'il s'étende à son aise. Le cheval éprouve aussitôt une sorte de crise qui lui refroidit les membres, mais qui ne doit pas effrayer. Deux heures après, il revient dans son état naturel : on peut alors lui donner à manger, & le faire même travailler. On assûre de plus que ce remede a pour garant vingt ans d'épreuves qui ont toujours réussi.

## CHEVEUX.

*Moyen de faire croître & revenir les cheveux.* Prenez racine de vigne blanche, racine de chanvre, & trognons de choux tendres, de chacun deux poignées; faites-les sécher, puis brûler, & des cendres faites-en une lessive. Avant que de se laver la tête de cette lessive, il faut la frotter avec du miel, & continuer l'un & l'autre trois jours de suite.

POMMADE (*pour la même fin.*)

Prenez graiſſe de poule, huile de chenevis & miel, de chacun quatre onces : faites fondre le tout dans une terrine, & les incorporez enſemble juſqu'à ce qu'ils ſoient en conſiſtance de pommade. Il faut ſe frotter la tête huit jours de ſuite de cette pommade.

MOYEN *de faire tomber les poils qui ſont en trop grande quantité, ou longueur, ſur le revers des mains, & autour des poignets & des bras, ou même ſur le nez & à l'ouverture. Ce moyen conſiſte dans une eau épilatoire.* Prenez du polypode de chêne, que vous fendrez & couperez par morceaux ; mettez-les dans une cucurbite : verſez deſſus du vin blanc, & que ce vin ſurpaſſe d'un doigt ; faites digerer vingt-quatre heures au bain : puis diſtillez à l'eau bouillante, juſqu'à ce qu'il ne monte plus rien : il faut tremper un linge dans cette eau & l'appliquer ſur le revers de la main & autour des poignets, & l'y laiſſer toute la nuit : il faut continuer juſqu'à ce qu'il ſoit sombé. L'eau de feuilles & racines de chelidoine distillée & appliquée comme ci-dessus, fait le même effet.

MOYEN *pour teindre en brun foncé les cheveux roux ou trop blonds, & ceux qui grisonnent. On l'appelle par excellence, Eau Grecque.* Il faut dissoudre dans l'esprit de nitre de la limaille d'argent. Cette dissolution se met dans un matras sur un bain de sable: on la laisse mijoter à un feu doux: on la fait ensuite bouillir quelques instans. On ôte le matras tandis qu'il est encore chaud, & l'on ajoûte autant d'eau qu'il s'est évaporé de liqueur. Quand la dissolution est refroidie, on verse par inclination, ou l'on passe ce qui est clair, & s'il y a du sédiment on le dissout avec du nouvel esprit de nitre.

CIRE *à cirer les souliers & les bottes. Cette cire ne tache ni les mains ni les bas.* Prenez une chopine de biere, pour six sols de noir d'ivoire en poudre, pour deux sols de sucre candi, deux sols de gomme Arabique & trois sols de cire vierge. Mettez le tout enſemble dans un pot de terre à trois pieds : faites le bouillir deux minutes, puis laiſſez le refroidir. Ce noir s'étend liquide & froid ſur le ſoulier avec un pinceau : on ſe ſert d'abord d'une broſſe neuve & douce pour l'étendre également partout, enſuite d'une autre broſſe un peu plus rude pour ſecher le noir & polir. Cette quantité de noir ſuffira pendant un an pour cirer tous les jours une paire de ſouliers.

## COCHONS.

*Moyen contre la ladrerie des Cochons & le chancre des bêtes à cornes.* Lorſque les petites puſtules de la ladrerie ſont bien formées ſur la langue du cochon, ou que cette maladie ſe manifeſte par l'enrouement de l'animal, on doit pulvériſer de l'antimoine crud, & on le mêle avec un peu de farine d'orge, puis on en répand ſur la langue, & il guérit infailliblement. L'antimoine crud eſt le remede le plus propre pour purifier la maſſe du ſang. Le même remede ayant été appliqué aux bêtes à cornes attaquées de chancres ou boutons, a eu le même effet que pour la ladrerie des cochons, & leur guérison a été aussi prompte que parfaite.

## MORSURE DE COUSINS.

*Remede.* Prenez un peu de thériaque de Venise que vous mêlerez avec de l'huile douce; appliquez-la sur la piquûre & en six heures de temps vous serez guéri.

Ou bien prenez des feuilles de sureau verd & de rue, égale quantité de chaque : pilez-les dans un mortier & sur chaque tasse du suc de ces plantes, ajoûtez moitié de vinaigre & deux gros de sel commun.

## CRÊME AU CHOCOLAT.

*Maniere de faire une bonne Crême au Chocolat.* La veille que vous voudrez faire votre crême, découpez six tablettes de chocolat d'une once chacune, que vous ferez fondre dans un bon gobelet d'eau jusqu'au lendemain matin. Prenez alors trois demi-septiers de lait que vous ferez bouillir; ensuite vous en ôterez un poisson, dans lequel vous délayerez une cuillerée de fine farine : mettez le chocolat dans le reste du lait bouilli, remuez le tout ensemble sur le feu : ajoûtez le poisson de lait dans lequel la farine a été délayée, & continuez à faire bouillir le mélange jusqu'à consistance suffisante.

Faites ensuite fondre au caramel un quarteron de sucre que vous mêlerez dans la crême pour lui donner du goût & de la couleur. Il ne s'agira plus que de dresser la crême sur le plat dans lequel vous voudrez la servir. Si vous voulez une crême plus ou moins copieuse, augmentez ou diminuez la dose du chocolat, du lait & du sucre.

## DENTS.

*Moyen de blanchir les dents.* Prenez gomme adragant une once, pierre de ponce deux gros, gomme arabique demi-once, & crystal en poudre très-subtile, une once : faites dissoudre les gommes dans de l'eau rose, & incorporez les poudres avec, & formez-en des bâtons, que vous laisserez secher doucement à l'ombre. Quand ils seront secs vous vous en frotterez les dents.

AUTRE. Prenez feuilles d'hyſſope, d'origan & de menthe ſeches, de chacune demi-once, alun de roche, corne de cerf, ſel commun, de chacun une dragme. Mettez toutes ces choſes brûler dans un pot ſur les charbons ardens; quand elles ſeront brûlées, vous y ajoûterez poivre & maſtic, de chacun demi-dragme, myrthe un ſcrupule; réduiſez toutes ces choſes en poudre ſubtile, & les incorporez avec du ſtorax liquefié en eau roſe, en conſiſtance d'opiat: il faut en frotter les dents le matin, & après ſe laver la bouche avec du vin tiéde.

REMEDE *contre les dents gâtées*. Prenez du ſuc de courge ſauvage, deux livres, écorce de murier demi-livre, pirette & juſquiame, de chacun ſix onces, alun de roche, ſel-gemme, borax, de chacun une once: mettez le tout dans la cornue, & diſtillez au feu de ſable juſqu'à ce qu'il ne monte plus rien. Il faut prendre une part de cette eau, & autant de vin, & les faire chauffer, & s'en laver la bouche:

elle ôte toutes ſortes de pourritures, & leve les chairs mortes.

## ECRITURE.

*Recette pour écrire en lettres d'or.* Prenez certaine quantité de gomme arabique: la plus blanche eſt la meilleure. Réduiſez-la en poudre impalpable dans un mortier de bronze. Enſuite faites-la diſſoudre dans de forte eau-de-vie. Ajoûtez-y un peu d'eau commune pour rendre la diſſolution plus coulante. Ayez de l'or en coquille; détachez-le pour le remettre en poudre: humectez-le avec la diſſolution gommée, & remuez le tout avec le doigt, ou avec un pinceau. Laiſſez repoſer cela pendant une nuit, afin que l'or ſoit mieux diſſout. Si pendant la nuit la compoſition s'étoit ſechée, il faudra la délayer de nouveau avec de l'eau gommée, dans laquelle on aura fait infuſer du ſaffran: il faut avoir ſoin que cette infuſion d'or ſoit aſſez coulante, pour qu'on puiſſe l'employer avec la plume. Lorſque l'écriture eſt bien ſeche, il faut la polir avec une dent de loup. *Cette recette eſt traduite de l'Allemand.*

## ECRITURES ANCIENNES.

*Composition qui a la propriété de faire revivre la plus ancienne écriture, en redonnant aux caractères presqu'entierement effacés leur premiere apparence & la couleur de l'encre avec laquelle ils ont été tracés.* Prenez un pot de terre vernissé qui contienne environ trois chopines mesure de Paris. On y met trois petites noix de Galle, concassées avec des oignons blancs, dont on a ôté non-seulement la premiere peau, mais encore l'espece de cuir qu'elle couvre immédiatement, & qu'on coupe en tranches assez minces. On en met environ jusqu'aux trois quarts du pot, & on achéve de le remplir avec de l'eau commune. Quand le tout a bouilli ensemble pendant une bonne heure & demie, on passe la liqueur par un linge & on exprime un peu l'oignon pour en tirer le suc. Toute la liqueur ainsi tirée, on la passe une seconde fois à travers un linge plus serré, & on la laisse refroidir avant que de la mettre dans une phiole. Il faut observer que cette liqueur étant froide ressemble beaucoup au sirop d'orgeat, mais l'orsqu'on la fait chauffer pour en faire usage, elle devient extrêmement claire. Quand la composition est sur le feu, on peut y ajoûter de l'alun de glace de la grosseur d'une noisette, mais il faut avoir soin d'écumer à mesure que le pot bout. Voici la manière de se servir de cette eau. On en fait chauffer à-peu-près la quantité dont on a besoin, soit dans un petit pot, soit dans une cuillier, à la flamme d'une bougie jusqu'à ce qu'elle commence à bouillir: on en imbibe un papier, ou un linge blanc, & on le passe sur toute l'écriture dont on veut rappeller les caractères, ou seulement sur les mots qu'on ne sçauroit lire. On présente ensuite au feu l'écriture, pour que la liqueur en pénétre mieux la premiere empreinte. L'inventeur de ce secret assure l'avoir éprouvé avec succès sur des titres des treziéme & quatorziéme siécles presque totalement effacés. Ainsi il servira non-seulement aux gens de Lettres, mais à ceux qui ont à fouiller dans les manuscrits anciens, dans les chartres & les vieux actes.

## AUTRE SECRET

*Pour rétablir les vieilles écritures & les rendre lisibles.* Il faut prendre cinq ou six noix de galle, les broyer, les mettre dans un vase avec une chopine de bon vin blanc, & laisser infuser le tout au soleil pendant deux jours. On trempe un pinceau, ou une petite brosse, dans cette liqueur, & on en lave l'écriture qui a besoin d'être rétablie, & elle reparoit à l'instant. Il est aisé de voir à l'essai, si la teinture est trop foible ou trop forte, & on y remédie. Cette composition est très-utile pour faire revivre de vieux titres & des papiers dont on ne peut faire usage sans ce moyen.

## ÉCRITURE INVISIBLE.

*Moyen de faire une écriture invisible.* Faites infuser des noix de galle dans de l'eau pure, ou bien prenez une grosse noix de galle; creusez-la à l'endroit où il y a un petit trou en forme d'un petit encrier, & mettez-y de l'eau. Après l'y avoir laissé séjourner quelque temps, écrivez avec cette eau sur du papier. Quand votre écriture sera seche, il n'en paroîtra pas le moindre vestige. Ensuite lorsque vous voudrez que l'on voye ce que vous aurez écrit, vous ferez dissoudre du vitriol commun dans de l'eau, & vous y tremperez une éponge dont vous mouillerez un peu votre écriture, qui par-là deviendra noire comme si elle eut été faite avec de l'encre ordinaire. Jusques-là il n'y a rien de bien singulier, & ce n'est-là qu'un petit secret que beaucoup de gens connoissent : mais si l'on veut éviter tout soupçon & bien cacher l'artifice, on peut avant de faire pénétrer cette écriture cachée, mettre par-dessus une écriture bien noire que l'on puisse faire disparoître quand on voudra lire la premiere. Pour cet effet, prenez de la paille d'avoine, brûlez-la de maniere qu'elle reste noire ; broyez-la ensuite & la mettez dans de l'eau, vous aurez une encre que vous enleverez très-facilement en y passant l'éponge humectée de l'eau vitriolique dont vous vous serez servi pour faire paroître l'écriture cachée : par-là vous effacerez la seconde écriture qui ne servira qu'à écarter le soupçon qu'on auroit pu avoir de la premiere, & en même temps vous ferez paroître la vraie dont vous aurez voulu dérober la connoissance à toute autre personne, qu'à celle pour qui elle a été écrite.

## ENCRE A ÉCRIRE.

*Moyen de faire de l'encre perpétuelle & indélébile.* Mettez dans un flacon d'environ trois chopines, (& conservez un vuide suffisant qui laisse à la liqueur la liberté du mouvement) 1°. Une pinte de bon vin blanc. 2°. Une demi-livre de bonne noix de galle concassée. 3°. Quatre onces de couperose bien calcinée & réduite en poudre. 4°. Une demi-once de gomme arabique, sur une pinte d'encre. Cette gomme empêche l'encre de jaunir & de percer le papier : elle s'entretient noire & luisante.

Vous mettrez sur le champ un bouchon de liége au bocal ; & vous l'agiterez pendant quelques momens, de façon à bien brasser le tout. Il faut réitérer la même chose pendant trois ou quatre jours : après quoi l'on peut se servir de l'encre, & même plutôt si l'on en étoit pressé.

Pour conserver long-temps ce fonds d'encre, lorsqu'on en prend dans une petite phiole pour la provision d'un mois, par exemple ; il faut avoir soin de remplacer autant de vin blanc & de l'incorporer en agitant de nouveau la bouteille. Quand par la suite elle deviendra foible, après chaque remplissage; on l'exposera d'abord une heure ou deux au soleil, & ensuite plus longtemps à proportion du besoin. Lorsqu'enfin après quelques années la vertu des drogues paroîtra épuisée, on cessera de remplir.

Mais si elle se trouve alors manquer de force, on tiendra la bouteille débouchée pendant le temps nécessaire, pour évaporer assez de liqueur & donner au reste la consistance desirée. Au reste, le vin qu'on emploiera doit être bien net, & sans aucun soupçon de graisse. Plus il sera vif, plus il sera propre à la fermentation. S'il étoit plus verd, on auroit besoin de soleil dès le commencement. Il est important de bien choisir la noix de galle. La bonne est noire, dure, pesante & luisante; il faut rejetter absolument celle qui est blanchâtre, molle, & légere; elle ne vaut rien. L'instrument le plus commode pour calciner la couperose, est la cuillier du Potier d'Etain. C'est l'affaire d'un moment avec un feu suffisamment vif.

Autre. Prenez & concassez une demi-livre de noix de galle la plus brune, deux onces de gomme d'arabie, deux onces de vitriol-martial ou couperose verte; ajoutez-y six feuilles de laurier rose. Mettez le tout infuser dans une bouteille de grais avec trois pintes & demie d'eau de riviere à une chaleur douce auprès du feu. Remuez de temps en temps la bouteille, & lorsque l'infusion sera faite, tenez votre bouteille à la cave pour vous en servir au besoin.

Maniere *d'ôter les taches d'encre de dessus les Estampes.* On met l'endroit qui est taché sur un vase de terre ou de fayance fort plat. Si la tache est petite, il faut prendre de l'eau-forte au bout d'une plume, & la faire dégoutter sur cette tache; on verra en moins de deux minutes l'encre se dissoudre. Il faut au même instant jetter de l'eau fraîche pour éteindre le feu de l'eau-forte, & pomper ensuite l'eau avec un linge fin. Si la tache n'a point encore entiérement disparu, il faut recommencer. Si elle est bien grande, il faut verser de l'eau forte dessus. Quand l'Estampe en seroit couverte, cela ne fait rien. On y versera ensuite pour l'empêcher de mordre, de l'eau de fontaine. On peut laisser l'eau forte cinq à six minutes, il n'y a point de risque pour l'Estampe. Si l'Estampe est collée dans un Livre, il n'est pas nécessaire de la détacher : il n'y a qu'à mettre quatre ou cinq feuilles de papier dessous, attendu que l'eau forte & l'encre perceront le papier sur lequel l'Estampe est collée. Ensuite pour la faire sécher, il faut étendre du papier sec en-dessus & en-dessous. Il est bon de renouveller cette opération de trois heures en trois heures, & de mettre le Livre en presse pour que le papier ne se recoquille point.

## EQUINOXE.

*Moyen de connoître le moment précis de l'Equinoxe. Il est peu d'Almanachs qui ne marquent le rapport des Equinoxes, mais rarement ils s'accordent. C'en est assez pour embarrasser ceux qui pour quelque opération attendent cet instant, auquel tant de vertus sont attribuées. Voici un moyen fondé sur plusieurs expériences.*

Tout le secret consiste à avoir de la cendre de sarment, & un verre de crystal ayant un pied. La cendre doit être pure & tamisée, le verre doit être net, & posé dans une chambre sur une table solide, ou autre support non sujet à varier. La porte & les fenêtres de la chambre doivent être exactement fermées, de peur que le vent n'y entre & ne dérange l'opération de la nature. Ces premieres dispositions étant faites, on remplit le verre d'eau claire, & l'on y jette deux cuillerées de cendres. La cendre se précipite bientôt au fond, & l'eau redevient aussi transparente qu'auparavant. C'est alors qu'on attend en patience le moment fatal de l'Equinoxe. Au même instant que le soleil remonte sur notre hémisphere, ou qu'il passe au-dessous, on voit la cendre s'élever du fond du verre, & troubler l'eau comme si une main invisible venoit la brouiller de nouveau.

Cette expérience aussi curieuse que facile, offre aux Physiciens un grand sujet de méditation, & ceux qui s'assureront par eux-mêmes de la vérité, en tireront sans doute, en l'approfondissant, des principes plus lumineux & plus feconds en connoissances utiles, que l'analogie du feu de l'électricité avec celui du tonnerre.

## ETAIN.

*Moyen de rendre l'Etain aussi blanc que l'argent.* Prenez une livre de cuivre net : faites-le fondre, ajoûtez-y une livre du meilleur Etain d'Angleterre, & continuez la fusion : joignez-y deux livres de régule d'antimoine & de mars, & laissez-le encore en fusion pendant une demi-heure. Après quoi, coulez votre matiere dans une lingotiere : réduisez-la en poudre fine, & jonchez-en dans l'Etain fondu, autant que vous le croirez nécessaire. Vous trouverez après l'avoir jetté en moule, qu'il est d'une belle couleur d'argent ; il sera dur & aura un son fort clair : si vous voulez le rendre plus coulant, vous pouvez y ajoûter un peu de Bismuth.

## ETANGS.

*Moyen de regarnir un Etang de poissons.* Prenez vers la fin d'Avril la racine d'un saule qui soit placé sur le bord de l'eau, qu'elle soit remplie de fibres : secouez bien la terre d'autour, puis attachez-la à un pieu qui trempera dans une riviere ou étang bien garni de toutes ſortes de poiſſons; ils ſe raſſembleront autour de la racine, s'y attacheront, & dépoſeront leur frai ou leurs œufs, qui demeureront embarraſſés dans ſes fibres. Quelques jours après, enlevez le pieu avec la racine du ſaule hors de la riviere ou étang poiſſonneux, & tranſportez-la dans celui que vous avez envie d'empoiſſonner, en la plongeant environ du travers de la main ſous la ſurface de l'eau. Quinze jours après ou environ, vous y appercevrez un grand nombre de petits poiſſons. Prenez garde de ne point laiſſer la racine trop long-temps dans le premier étang ou riviere, de crainte que la chaleur du ſoleil ne vienne animer trop vîte le frai, qui ſe détacheroit auſſi-tôt de la racine.

## AUTRES MOYENS.

*Nous les offrons à ceux qui veulent conſerver le poiſſon dans les étangs pendant un rude hyver, comme il y a des hyvers aſſez rigoureux pour faire périr le poiſſon dans les étangs, il importe au bien public de ſçavoir ce que l'on pratique à ce ſujet dans des climats plus froids que les nôtres. Pour prévenir la perte du poiſſon on a imaginé deux moyens.* Le premier, tend à introduire continuellement quelques petites colonnes d'air nouveau dans l'étang. Pour cet effet, on prend un tuyau de bois, de fer ou de plomb; on l'entoure de beaucoup de paille longue qu'on lie en plusieurs endroits, & ayant fait une ouverture dans la glace, on y fait entrer ce tuyau ainsi garni, de sorte qu'il passe la glace en-dessous, & qu'il la surmonte en-dessus. Quoique l'eau se gêle dans la suite autour du tuyau, l'air passe cependant par les petits canaux de la paille jusqu'au dessous de la glace: les nœuds de cette paille ne lui opposent aucun obstacle, parce que la pellicule qui fermoit leurs conduits, lorsqu'elle étoit sur pied, s'est déssechée & rompue depuis qu'elle a été coupée, serrée dans la grange & battue. On doit avoir soin de rompre de temps à autre la glace qui se forme dans le tuyau avec une verge de fer, ou avec une perche; & par cette attention on procure aux poissons un nouvel air.

Le second moyen consiste à planter en divers lieux de l'étang des pieds fourches, que l'eau couvre de la hauteur de quelques pouces, & de poser sur ces fourches

fourches de fortes perches : on ſent bien que cet ouvrage doit ſe faire avant la gelée. Lorſque la ſurface de l'étang eſt entiérement priſe, & que la glace eſt forte, on leve la bonde, & on laiſſe écouler une certaine quantité d'eau, dont l'air extérieur occupe en même temps la place. On remet enſuite la bonde. La glace ſoutenue par les pieux & les perches ne s'affaiſſe point, & l'air renfermé dans l'eau & dans le vuide qui eſt entre l'eau & la glace circule ſuffiſamment pour entretenir le poiſſon, juſqu'à ce que la ſaiſon s'adouciſſe, ſans qu'il coure riſque d'être ſuffoqué.

Il y a un *troiſieme moyen* plus ſimple : il conſiſte à caſſer la glace ſouvent & en pluſieurs endroits, & à la relever ſur celle qui reſte en ſon entier ; car l'air ſe communique à l'eau auſſi-tôt qu'elle eſt découverte, & circule avec celui qu'elle contient juſqu'à ce qu'elle gêle de nouveau ; mais il faut convenir que ce moyen demande un travail pénible, dans un étang d'une grande étendue, & qu'il eſt plus diſpendieux que les deux méthodes précédentes.

## FEU.

*Moyen d'augmenter la chaleur du feu dans une chambre sans employer plus de bois, & qui peut être utile à ceux qui sont obligés de regarder de fort près à la dépense.* Ce moyen consiste à se servir des cendres du même bois, & à jetter de l'eau dessus en assez grande quantité pour en faire une pâte, que l'on paitrit avec la pelle à feu; cette espece de mortier étant fait, & paitri bien ferme, on l'arrange dans le foyer entre les deux chenets, sur une épaisseur de 3 à 4 pouces; on en fait aussi deux petites élévations de chaque côté, le long des chenets, pour donner de l'air & réunir la chaleur. On met ensuite les tisons & le bois sur ce foyer humide, & on allume le feu. La cendre, en s'échauffant peu-à-peu, augmente de plus en plus la chaleur, & la renvoye autour du foyer. Si l'on met un peu de ce mortier derriere le bois dans le fond de l'âtre, la chaleur qu'il repoussera directement, se fera sentir encore plus.

## FIGUES.

*Moyen d'avoir des figues mûres avant*

*la saison ordinaire, & d'un goût exquis.* Comme il est peu d'endroits où toutes les figues qui croissent sur l'arbre viennent en maturité, surtout dans les pays tempérés, choisissez sur le figuier les branches qui sont les plus chargées de fruits, & de fruits sains & les plus avancés : ensuite avec la pointe d'un canif, piquez ces branches à un demi-pied au-dessus du fruit, & attachez directement au bas de l'endroit qui aura été piqué, un cornet de parchemin de la hauteur à-peu-près de quatre doigts. Vous mettrez dans ce cornet de la fiente de pigeon délayée avec de l'huile d'olive, & vous le couvrirez avec un linge. Ce cornet sera attaché avec de l'osier. Ayez attention tous les quatre ou cinq jours de mettre une goutte de votre huile composée sur chacune des figues des branches piquées, & vous verrez avec plaisir que les figues seront mûres un mois avant la saison otdinaire & qu'elles auront un goût exquis. On nous assure que l'on fait tous les ans avec succès cette agréable expérience.

## FOSSES D'AISANCE.

*Moyen par lequel on n'est obligé*

*de faire vuider ces sortes de fosses, qu'au bout du triple de temps ordinaire.* Bien des personnes sont dans l'usage de faire jetter chaque hyver dans les fosses d'aisance de leurs maisons autant de neige qu'elles en peuvent contenir. On prétend que par ce moyen les fosses qui devroient être vuidées tous les dix ans, n'ont besoin de l'être qu'au bout de trente ans & plus. Peut-être que le liquide détrempe le solide au point de l'entraîner avec lui par la filtration au travers des terres, ou bien que le nître dont est imprégnée la neige, suffit pour consommer les matieres, comme la chaux consume les corps. C'est une question que nous laissons à resoudre aux Physiciens. Quoi qu'il en soit, si l'utilité d'une opération si simple est reconnue & prouvée, cét usage devroit être établi partout, principalement dans les grandes villes, où en procurant aux propriétaires des maisons une épargne assez considérable, il épargneroit à tous les citoyens beaucoup d'incommodités souvent très-nuisibles.

## FOUGERES.

*Moyen de détruire les fougeres.* Il

faut ſimplement arracher les fougéres dans le mois d'Août, & remettre auſſitôt chaque plante dans le trou d'où on l'a tirée. Le ſuc qui en découle, ſuffit pour faire périr la racine.

### FOURMIS.

*Moyen de détruire les fourmis qui nuiſent aux arbres fruitiers* Pour attirer les fourmis au bas de l'arbre, préſentez leur un morceau de ſucre, ou du miel étendu ſur un morceau de papier, au bas de cet arbre : elles y accourront toutes : faites enſuite autour un cercle avec de la craie, elles n'oſeront jamais franchir cette barriere & vous les écraſerez facilement.

AUTRE. Prenez deux parties de ſoufre jaune commun & une partie d'*origanum*, plante connue. Faites ſécher cette herbe à une chaleur douce en ſorte qu'on puiſſe la réduire en poudre : pilez le ſoufre ſéparément, & mêlez enſuite le tout. On remue un peu la terre au pied de l'arbre, & par tout où l'on apperçoit des fourmis, on y répand de cette poudre & on la mêle avec la terre. Bientôt on voit les fourmis déserter. Comme cette poudre n'est pas chere, il faut en verser abondamment. Dans une grande sécheresse, on peut détremper la terre avec un peu d'eau. Si les fourmis ne se perdent pas dès la premiere fois, on n'a qu'à réitérer deux ou trois fois l'opération : elles n'y tiendront sûrement pas.

MOYEN *pour garantir les orangers & les vers à soie des fourmis.* Il faut mettre sous les pieds des caisses d'oranges quatre vases assez larges pour contenir un volume d'eau capable d'empêcher les fourmis d'y passer à la nage, ce qu'elles ne peuvent faire lorsqu'elles ne trouvent rien sur l'eau, qui leur facilite le passage, comme des feuilles, de petits brins de bois & autres ordures qu'il faut avoir soin d'enlever. Dans les orangeries un peu considérables, le plus sûr est de détruire soigneusement les fourmillieres d'alentour, de ratisser fréquemment le sol jusques sous les caisses, afin d'inquiéter les fourmis, & de n'y point laisser de gason. Ces opérations se doivent faire au Soleil levant ou au Soleil couchant.

*A l'égard des vers à ſoie*, il faut faire une trace avec de l'huile de Geniévre autour de l'endroit qu'on veut garantir. Les fourmis ne franchiront jamais cette barriere.

*Pour détruire les fourmillieres*, il faut piler de l'arſenic, le mettre en poudre & le mêler avec du froment. Dans peu de temps toutes les fourmis ſeront mortes & diſparoîtront.

AUTRE. Il faut mettre dans une bouteille de l'eau & du miel & la ſuſpendre aux arbres que les fourmis attaquent : l'odeur du miel les attire ; elle entrent dans la bouteille, & s'y noyent en grand nombre ; mais comme le miel par ſa peſanteur dépoſe & que l'eau froide le ſurnage, on doit prendre la précaution de les mêler parfaitement en le faiſant bouillir enſemble avant de les mettre dans la bouteille que l'on ne doit remplir qu'à moitié. Les fourmis en ſeront bien plus puiſſamment attirées, & on les détruira plus promptement : on multipliera le nombre des bouteilles selon le besoin.

### FOURMIS *qui nuisent aux terres.*

*Moyen sûr de les détruire.* Il faut lever avec la bêche ou la houe toutes les buttes que font ces insectes & qu'ils habitent avec leurs couvins ou leurs œufs. Cette opération se doit faire vers la fin de Novembre & en Décembre, afin que les pluies, les neiges & les gelées de l'hyver les fassent périr, ce qui ne manquera pas d'arriver, si l'on observe qu'après avoir enlevé la motte ou la butte qui sert d'habitation aux fourmis, il reste un creux profond d'environ deux pouces. Or la gelée frappe vivement ces endroits nouvellement découverts, parce que se remplissant d'eau & de neige, ils sont plus susceptibles de son impression. Toutes les mottes ainsi détachées, on les fait enlever dans des brouettes, & transporter dans des trous pleins d'eau & nécessairement les fourmis périssent surtout aux approches de l'hyver. Tout ce qui en reste se trouvant à découvert au fond de la butte qu'on a enlevée, ne tarde pas à périr. Si après le travail de la premiere année, il reste encore des fourmis, il faut avoir la patience de continuer la même opération l'année suivante.

Voilà le moyen le plus sûr pour exterminer les fourmis, principalement dans les herbages ausquels elles font beaucoup de tort, n'y ayant point d'herbes aux endroits où se trouve à-peu-près une fourmilliere. Des cultivateurs ont remarqué que les bestiaux ne pâturent point par-tout où il y a des fourmis, parce que l'herbe y est brûlée & puante. Cette opération est fort bonne à faire lorsqu'on voit la gelée se manifester, parce qu'après un jour ou deux de gelée les mottes des fourmillieres s'enlevent bien plus facilement & d'une seule piéce. Au reste, on a observé, qu'il n'y en avoit point dans les terreins bien cultivés, comme les potagers, les terres de labour, que l'on remue plusieurs fois l'année. Il est très-avantageux de faire bien fouir le pied des jeunes arbres avant l'hyver. C'est le moyen de détruire les fourmis, qui en infectent le pied. A l'égard des fourmis qui s'attachent aux espaliers, le même cultivateur ne trouve point d'autre secret que d'enduire les murs d'un bon mortier dans lequel on mêle un tiers de plâtre; car alors les fourmis ne peuvent les percer, & sortir de leur retraite, mais il faut faire les enduits, dans le mois de Novembre, temps où les fourmis sont rentrées dans leurs habitations.

*Un autre cultivateur a éprouvé un moyen qui lui a parfaitement réussi & qu'il croit plus aisé à exécuter que celui que nous venons d'exposer.* Ce moyen se réduit à jetter dans la fourmilliere, après avoir détruit la butte, une chaudiere d'eau bouillante, ce qu'il faut réitérer pendant deux ou trois jours de suite: il faut faire cette expérience après le coucher du Soleil & lorsque les fourmis sont retirées.

Autre. Il faut mettre au pied de ces arbres de la lie de bled, ou des excrémens humains tout frais & les enterrer un peu. C'est un excellent fumier pour les arbres & les fourmis n'y tiennent pas. Les excrémens doivent être d'un homme. Ceux d'une femme seroient nuisibles aux arbres. Quand les fourmis sont déménagées, on entoure la fourmilliere de chaux vive, & en y versant de l'eau, on fait périr ainsi jusqu'à la derniere. Extrait d'une lettre d'Avalon en Bourgogne du dix-sept Août 1764.

## FRUITS.

*Moyen pour empêcher les fruits noués de tomber.* Pour prévenir ce malheur, qui est fort ordinaire aux pommiers & surtout aux poiriers, il faut percer l'arbre avec une tarriere ou vilbrequin jusqu'à son centre, & point au-delà; ce trou doit se faire dans la tige à un demi-pied de terre. Prenez un coin de bois de chêne, de la longueur dont vous avez percé l'arbre, de maniere qu'il n'entre dans l'ouverture qu'avec peine. Chassez ce coin jusqu'à ce qu'il parvienne au cœur de l'arbre & que sa tête même y soit cachée: avec le temps il se formera un calus, ou une croûte qui couvrira la tête du coin. Par ce moyen l'arbre dans la suite retiendra ses fruits: on s'en appercevra dès la premiere année, mais encore mieux dans les ſuivantes. Cette méthode a été exécutée avec ſuccès en Bretagne.

MOYEN *de conſerver les fruits, tels que les pommes, poires, ceriſes.* Il faut choiſir ſur l'arbre ceux qui paroiſſent les plus parfaits, & les cueillir avec attention & ſans y toucher des doigts, ce dont on vient à bout en paſſant entre le fruit & l'œil où tient la queue du fruit, un fil ou ficelle de groſſeur proportionnée au fruit. Ce fil étant paſſé ſans toucher au fruit, vous le nouez ferme à double nœud: & avec des ciſeaux vous couperez la queue au-deſſus du nœud: cette opération ſe fait par un beau temps & dans le milieu du jour. Auſſitôt que le fruit eſt détaché, on laiſſe tomber ſur le bout coupé de la queue une goutte de cire d'Eſpagne, qui le garantit de l'action de l'air. On a en même temps une feuille de papier blanc roulée en cornet, ouvert par ſa pointe. On paſſe le fil par cette ouverture enſorte que le fruit ſoit ſuſpendu dans le cornet: cette pointe du cornet ſe ferme avec de la cire verte & molle, & l'on a ſoin d'en clorre la bouche, de façon que l'air ne puisse absolument y entrer. Alors on va l'attacher à un clou, au moyen d'une boucle que l'on fait au bout du fil dans un lieu ni froid ni chaud, mais absolument sec & tempéré. Le fruit ainsi suspendu & ne touchant à rien se conserve sain & entier jusqu'à deux & trois ans.

MOYEN *de conserver le raisin.* Il faut avoir un baril ou tonneau qui ne prenne aucun air par les jointures des douves. On a soin en même temps d'avoir du son de froment bien desseché au four, ou des cendres tamisées. On en fait un lit suffisamment épais au fond du vaisseau, sur lequel on pose les grappes de raisin coupées avec les précautions que l'on prend pour les autres fruits : on se garde bien de mettre deux grappes l'une sur l'autre, ni de les serrer entre elles. Sur les grappes on met un nouveau lit de cendre ou de son, puis un lit de grappes & un lit de son, ainsi toujours alternativement jusqu'à ce que le vaisseau soit comblé, avec cette précaution que l'alternative doit finir par un bon lit de cendre ou de son. Foncez ensuite votre tonneau ou le bouchez de sorte que l'air ne puisse pénétrer, c'est le point essentiel; & soyez sûr qu'au bout de huit ou dix mois & au-delà d'un an, lorsque vous ouvrirez votre vaisseau, vous trouverez votre raisin aussi sain & presque aussi frais que vous l'y aurez mis.

Pour lui faire reprendre sa fraîcheur entiere, on coupera le bout de la grappe; & comme on fait tremper un bouquet, on la fera tremper de même, mais non dans de l'eau; c'est du vin qu'il faut à la place, en observant d'en donner du blanc au raisin blanc, & du rouge à tous les autres raisins. L'esprit du vin pénétrant la branche ou grappe s'insinuera dans les grains & leur rendra ce qu'ils auront pu perdre de leur qualité.

Moyen *de conserver toutes sortes de fruits pendant plusieurs années*. Prenez un vase de verre dont l'ouverture soit assez large pour y faire entrer les fruits sans les blesser: sechez-le un peu devant le feu, tant pour raréfier l'air de l'intérieur du vase, que pour chasser l'humidité qui pourroit se tenir attachée à ses parois. Mettez y ensuite les fruits qui soient sains & propres, & qui ne soient ni trop verds ni trop mûrs, & prenez garde surtout qu'ils ne soient point humides. Mettez un bouchon ou un couvercle sur le verre, & le scellez hermétiquement, c'est-à-dire unissez la marge du couvercle & les bords de l'ouverture, par la fusion à la flamme d'une lampe, en sorte qu'ils ne fassent ensemble qu'un même corps. Si cette opération vous paroit trop périlleuse; car en effet le verre peut se casser s'il est trop chauffé; servez-vous de quelques-uns des luts dont usent les Chymistes pour conserver leurs esprits. Un des plus estimés est celui que l'on fait avec de la farine & du blanc d'œuf mêlés & battus ensemble, en y ajoûtant du sang de dragon & un peu de croûte de fromage de Hollande. Le tout doit former une pâte déliée avec laquelle on colle des bandes de papier sur la jointure du vase & de son couvercle, en observant que les bandes supérieures soient toujours plus larges que les inférieures. Lorsque votre vase sera luté, placez-le dans un endroit qui ne ſoit ni trop chaud ni trop froid, par exemple dans une cave profonde, dont l'air ait peu de communication avec celui de dehors, ou dans un cabinet, où, à la faveur d'un poële & d'un thermometre, on entretiendra une température d'air égale. On peut être aſſuré que les fruits ſe conſerveront parfaitement bien dans ce vaſe, & qu'ils n'éprouveront aucun changement ſenſible. On peut par le même moyen conſerver frais des poiſſons pendant toute une année, mais après les avoir vuidés & nettoyés, & après avoir rempli le vaſe d'huile d'olive, & l'avoir exactement luté.

## GALONS D'ARGENT.

*Moyen de donner aux vieux galons ou agrémens d'argent leur premiere couleur, & les rendre auſſi beaux que s'ils étoient neufs.* Prenez de la poudre d'albâtre, deſſéchez-la ſur le feu, & laiſſez-la dans cet état auſſi long-temps qu'il eſt poſſible; puis l'ayant ôtée & laiſſé refroidir, étendez votre galon ſur une étoffe, prenez de cette poudre avec une broſſe à peigne & frottez-en le galon des deux côtés, juſqu'à ce qu'il ſoit auſſi brillant que vous le ſouhaiterez ; après quoi vous le polirez avec une pierre unie.

MANIERE *d'enlever l'or de deſſus des vaſes d'argent doré.* Prenez une partie de ſel ammoniac, & une demi-partie de ſalpêtre ; broyez-les, & réduiſez-les en poudre, frottez d'huile la partie dorée, jonchez de la poudre deſſus, & mettez votre vaſe dans le feu juſqu'à ce qu'il ſoit bien chaud, enſuite retirez-le, & le tenant d'une main au-deſſus d'un plat de terre, de l'autre frappez deſſus avec une baguette de fer, la poudre tombera dans le plat avec l'or que vous en pourrez ſéparer.

POUR *donner un luſtre aux pieces d'argenterie.* Faites diſſoudre de l'alun, & formez-en une ſaumure forte que vous écumerez avec ſoin ; mêlez-y du ſavon, & lavez vos pieces d'argenterie dans cette compoſition avec un chiffon de linge.

MOYEN *ſûr & facile de ſéparer l'or & l'argent du galon ou des étoffes de ſoie ſans les brûler.* Il faut couper le galon ou l'étoffe d'or ou d'argent en petits morceaux, les envelopper dans un linge, & faire infuser ce paquet dans de la lie de savon fondue dans suffisante quantité d'eau, qu'on laissera bouillir jusqu'à ce qu'on apperçoive une diminution dans le paquet. Il ne faut pour cet effet, que peu de temps d'ébullition continue, à moins que la quantité de galon ne soit considérable, auquel cas on laisseroit plus long-temps le paquet dans l'eau de savon bouillante. Mais le plus sûr & le plus aisé est de faire son paquet de médiocre grosseur; ainsi il vaut mieux faire deux & trois paquets qu'un seul qui réuniroit le tout ensemble. Par ce moyen l'opération est bien plus sûre & immanquable.

Lorsque la diminution du paquet devient sensible, on le retire de l'eau de savon, & on le lave à l'eau froide en le comprimant de fois à autre, & le pressant fortement entre deux planches, ou même en le battant avec un marteau pour en exprimer la lie de savon. On réitere cette opération jusqu'à ce que l'eau sorte pure. Ensuite on délie le paquet, & l'on y trouve la partie métallique de l'étoffe ou galon pur & entiere sans être altérée dans sa couleur, ni diminuée de son poids, comme il arrive lorsque l'on calcine le galon à feu nud, enveloppé dans un simple papier, ou qu'on le brûle comme il se pratique chez les orfévres. Cette méthode est plus commode que les méthodes ordinaires: d'ailleurs comme il ne faut qu'une très-petite quantité de lie de savon & que l'on peut se servir plusieurs fois de la même lie, la dépense de cette opération se réduit à très-peu de chose & ne peut pas entrer en parallele avec ce qu'il en coûteroit en charbon pour brûler la même quantité de galon. Voici la raison du succès de cette opération & prise des principes de la chymie. Tous les galons & autres matieres d'or & d'argent, sont tissus sur une soie plus ou moins fine. Cette soie est essentiellement animale, & dès-là, absolument différente du fil, provenant du chanvre ou du lin. Or, toutes substances animales sont solubles dans les Alkalis, tel que le savon; mais la toile dans laquelle on enveloppe le galon étant une substance végétale résiste à l'action des Alkalis, & n'en reçoit aucune altération, par-là aucune partie de l'or ne peut se perdre au-dehors, comme il n'arrive que trop en faisant brûler les galons.

AUTRE. Jettez dans un chaudron deux ou trois potées de cendres de bois neuf, communes, comme pour la lessive à laver la vaisselle. Pliez le galon & l'étoffe dans un linge que vous lierez, mettez le tout dans le chaudron & faites bouillir la lessive. Toute la soie & le fil de l'étoffe, se fuseront & laisseront l'or & l'argent purs. Quand vous jugerez que l'étoffe a bouilli suffisamment pour que la soie soit fondue ou dissoute, lavez les matieres qui restent dans votre linge avec de l'eau fraîche; elle emportera la soie comme si c'étoit de la boue qui eût été mêlée avec l'or & l'argent; si la soie n'étoit pas bien dissoute, on la fait bouillir une seconde fois pour avoir l'or & l'argent séparément: mettez-les dans différents linges avant que de les passer par la lessive.

## GELÉE DE VIANDE.

*Maniere de faire de la gelée de viande.* On doit la tirer de l'extrémité des parties des animaux, comme volaille & autres qu'on juge convenables. Faire cuire ces viandes en les couvrant d'eau de la hauteur d'un ou deux pouces, jusqu'à ce qu'elles soient réduites en bouillie; alors exprimez-les, coulez-en le suc par un linge fort dans une casserolle : dégraissez ce bouillon avec soin, ajoûtez-y du sucre, de la canelle, & un peu d'écorce de citron : faites recuire le tout ensemble, battez-le ensuite avec des blancs d'œufs pour le clarifier, passez-le après par la chausse; il faut que cette gelée ait la consistance d'une colle claire & transparente. Mettez-la dans des pots & dans un lieu frais où elle se fige : on s'en sert dans les maladies pour suppléer aux bouillons.

## GIBIER.

*Moyen pour garantir des ravages du gibier, & même des insectes, les choux, les raves, les navets, & autres plantes semblables.* Comme les plantes qu'on cultive en pleine campagne, dans les endroits où il y a beaucoup de gibier, sont exposées à être rongées, principalement par les lievres; il faut, pour prévenir ce dommage, employer le moyen suivant, lorsque l'on fait ces sortes de plantations. On doit donc pour un arpent de terre, prendre deux onces *d'assa fœtida*, telle qu'on la vend chez les apothicaires. On les met dans un petit pot rempli de jus de fumier, & on fait bouillir le tout jusqu'à ce que *l'assa fœtida* se soit entiérement dissoute. On transvuide ensuite cette matiere dans un baquet, l'on y ajoûte une pinte ou deux de fumier, on remue bien le tout avec un morceau de bois, & on le fait porter dans le champ que l'on veut planter.

Toutes les plantes avant d'être mises en terre doivent être trempées dans cette composition, & de la maniere suivante. Il faut une personne exprès qui ne fasse que préparer les plantes pour être mises en terre: on prend dans les deux mains autant de plantes qu'on en peut empoigner, & on les trempe dans la matiere préparée; en sorte que chaque plante en soit tout-à-fait mouillée par-tout; cela fait, on les met à terre par tas. On répand un peu de terre légere sur les racines. On distribue ces plantes mouillées à celui qui plante, qui les met sur le champ dans les trous faits pour cela: on presse ensuite la terre contre la plante avec un morceau de bois qui ſert exprès à cet uſage, & l'on continue de même juſqu'à la fin.

On peut aſſurer tous ceux qui auront employé ce remede, qu'aucun gibier ne touchera à ces plantes : il s'enfuira au contraire auſſi-tôt qu'il en approchera. Au reſte, on ne doit point craindre que les plantes en contractent aucune mauvaiſe odeur : l'air & le ſoleil les purifient avec le temps.

A l'égard des chenilles, des limaces, & des puces de terre qui rongent les petites plantes des choux, des raves ; on peut y remédier par la recette ſuivante.

Prenez un ſceau d'eau de fumier, mettez-y de *l'aſſa fœtida* pour ſix deniers, de la *guede* ou *paſtel* pour trois deniers, de l'ail pour trois deniers, des graines de *laurier* pour trois deniers, des feuilles ou extrémités de *ſureau*, une poignée de caméléon blanc, chardonner (qui eſt une) une poignée. Laiſſez infuſer le tout pendant trois fois vingt-quatre heures : lorſque vous voulez vous ſervir de ce mélange, prenez un bouchon de paille de ſeigle, trempez-le dans cette eau : arroſez-en les petites plantes infectées de ces inſectes ; ils périront bientôt.

Voici encore un remede infaillible contre les chenilles, qui ravagent les choux. Ensemencez avec du chanvre tout le bord du terrein, dans lequel on veut planter les choux, & vous verrez que vous en serez entiérement garanti dans l'espace enfermé par le chanvre, sans qu'il s'y en trouve une seule.

MOYEN *de conserver le gibier frais, depuis le commencement du Carême jusqu'à Pâques.* Ouvrez votre gibier, soit plume, ou poil, & vuidez-le, ôtez aux oiseaux leur jabot : laissez-les dans leurs plumes, & les autres dans leur poil: remplissez-les de froment, & enterrez-les dans un grenier, dans un tas de ce même bled. Toutes ces pieces se conserveront jusqu'à Pâques. D'autres personnes prétendent que, pour conserver le gibier un mois entier, il faut d'abord le vuider, ensuite le pendre dans un tonneau qu'on a vuidé, mais où il y ait de la lie au fond; & de maniere qu'une piece ne touche pas l'autre, ni qu'elles ne touchent à la lie, & reboucher le tonneau défoncé.

GRAISSE

GRAISSE *à faire de la soupe.*

Les graisses de rôt qui sont composées de différentes graisses de volaille & de viande de boucherie, avec le jus même de ces viandes, sont, il est vrai, les meilleures; mais elles coûtent cher, lorsqu'il est question d'en acheter. Des personnes économes, & qui ont des valets & bien des gens à nourrir à la campagne, ont essayé d'y suppléer par un mélange de choses communes, & ils en ont fait une graisse qui égale en bonté & en délicatesse la graisse de rôt. Voici leur méthode. Prenez une quantité suffisante de graisse de porc, appellée sain-doux, de lard, de graisse fraîche de veau, de graisse d'agneau, d'huile d'olive, & de beurre. Faites fondre & bouillir le tout ensemble dans un chaudron, en ajoûtant de la canelle, des cloux de girofle pulvérisés, & un peu de muscade, avec une écorce de citron. Toutes ces graisses étant cuites & bien mêlées ensemble avec ces ingrédiens, coulez-les à travers un linge blanc, dans un pot de terre bien propre: elles font alors un tout, où rien ne domine, & le mélange de ces différentes choses, produit un effet très-agréable au goût.

On peut s'en servir pour faire de très-bonnes soupes aux choux, & aussi pour certaines fritures. Cette composition est encore meilleure quelques mois après qu'elle est faite, & elle se conserve plus d'une année dans sa qualité. Cette provision est de grande ressource à la campagne : on peut assaisonner des légumes avec cette graisse, & ce sera une fort bonne nourriture pour tous ceux qui font les travaux pénibles de l'agriculture. Mais pour cela, il faut que cette graisse ait bien bouilli, & qu'on l'ait salée suffisamment.

## HARICOTS VERDS.

*Méthode pour conserver des haricots tendres, & pouvoir en manger en hyver.* Faites cueillir sur la fin de l'été les haricots de la meilleure espèce, & les plus tendres que vous pourrez trouver, dans la quantité que vous voudrez en faire provision. Epluchez-les, c'est-à-dire, ôtez-en les pointes des deux bouts, & les fils des côtés sans les casser dans le milieu, comme l'on fait quand on veut les manger tout de suite. Faites blanchir après cela ces haricots en les jettant dans de l'eau bouillante, & les retirant presque aussi-tôt, c'est-à-dire, quand ils y auront fait deux bouillons seulement. Il n'en faut pas davantage, si l'on veut qu'ils conservent leur fraîcheur & leur goût. Pour faire cette opération plus sûrement & plus commodément, on a une grande chaudiere sur le feu: dans laquelle l'eau bout, & on se sert d'un panier d'osier, avec lequel on plonge dans cette eau, les haricots, & on les en retire quand ils ont tant soit peu bouilli. Il n'est pas nécessaire d'y mettre toute la provision en une seule fois. On peut le faire par parties, & à différentes reprises; mais toujours dans la même proportion de cuisson.

A mesure qu'on retire ces haricots de l'eau bouillante, on les verse sur des claies qu'on tient prêtes pour les y laisser égoutter. Il faut les bien éparpiller sur ces claies, pour qu'ils se ressuient mieux, & les mettre un peu sécher à l'ombre. Mettez ensuite ces claies dans un four, après qu'on en aura retiré le pain; mais il faut que le four ne soit gueres chaud, & ne pas les y laisser long-temps; car la chaleur recuiroit les haricots, & en les séchant par trop, on en altéreroit la bonté. Pour éviter ce danger, si l'on a un grenier ou quelqu'autre endroit propre, & qu'on se trouve encore dans des temps de grandes chaleurs, il vaudra mieux porter les claies chargées dans ce grenier, & les y laisser sécher toujours à l'ombre, & jamais au soleil; parce que le soleil leur ôte la couleur, & même le goût naturel.

Quand les haricots sont bien secs, on doit les enfermer dans des sacs de papier, qui en contiennent chacun la quantité d'environ deux litrons. Ces sacs ne doivent être troués nulle part, & on les fermera bien après y avoir mis les haricots, en collant leur ouverture, de maniere que l'air n'y puisse entrer par aucun endroit; car c'est le vrai moyen de les conserver dans leur bonté. On serrera ensuite les sacs dans un lieu sec & propre, jusqu'à ce qu'on veuille en faire usage.

Lorsqu'on en voudra manger dans le temps du Carême: on prendra un ou deux de ces sacs, dont on retirera les haricots, que l'on mettra tremper dans de l'eau fraîche pendant un jour entier, depuis le matin jusqu'au soir. Cette eau les fera enfler, & leur rendra leur premiere verdure. On pourra alors les faire cuire, les assaisonner & les servir sur une table, comme s'ils venoient d'être cueillis. Le goût n'en sera pas tout-à-fait le même; mais la différence ne sera pas bien grande, & sera beaucoup moindre que suivant toutes les autres méthodes.

A l'égard des petits pois, on en fait sa provision dans le temps qu'ils sont à meilleur marché : on doit les choisir petits & tendres, & les accommoder suivant la méthode que nous venons d'indiquer pour les haricots verds; cependant il seroit encore mieux qu'on les fît sécher à l'ombre, & qu'on les tînt ensuite dans un endroit très-sec, jusqu'au moment qu'on veut les manger; car alors comme ils séchent plus lentement, toute l'humidité en sort, au lieu que le four, ou la grande ardeur du soleil, en grille la surface, & empêche que l'humidité du dedans ne s'évapore; & alors il peut y avoir du danger qu'ils ne moisissent.

## HUILE.

*Maniere de conserver l'huile, de l'empêcher de sentir ou de prendre quelque mauvais goût.* Pour maintenir la qualité de l'huile, on la renfermera ſi-tôt qu'elle ſera extraite dans des pots ou réſervoirs bien nets, & placés dans des chambres expoſées au midi, que l'on fermera exactement dans le temps froid, dont l'influence ſeroit extrêmement préjudiciable à cette liqueur, ſi elle venoit à geler. Pour prévenir cet inconvénient, on pourra ſe ſervir du poele ou de la chambre à four. Il eſt eſſentiel de maintenir la fluidité de l'huile, afin qu'elle ſe dégage de ſes parties groſſieres, & de ſa lie qui doivent tomber au fond. Lorſque l'huile ſera clarifiée & bien tranſparente, ce qui arrive ordinairement vers la fin de Juin, ſur-tout ſi elle n'a pas été gelée pendant l'hyver; alors on la tranſverſera, ſéparant la partie ſupérieure & claire de celle du fond, qui eſt plus épaiſſe, & d'une couleur différente.

Cette huile ſeconde qui eſt trouble & blanchâtre, s'appelle huile de *fin fond*; & celle qui eſt tranſparente d'une couleur dorée, & d'une bien meilleure qualité, s'appelle huile ſuperfine, ou huile pure. L'huile ſeconde étant ſéparée ne laiſſe pas d'être bonne, mais elle eſt toujours inférieure à l'autre.

La séparation de l'huile seconde se fera vers la fin de Juillet, ou au commencement d'Août. On *décantera* dans un vase la partie la plus claire de la liqueur ; ce qui reste après cette opération, s'appelle huile grossiere : on mettra celle-ci dans une chambre fort chaude, afin que la crasse qu'elle contient, se précipite plus promptement. On *décantera* cette troisieme huile vers le milieu de Septembre ; la partie clarifiée de la liqueur, quoique beaucoup inférieure aux deux premieres sortes, est néanmoins assez bonne, parce qu'elle n'est point infectée des mauvais goûts & des mauvaises odeurs qu'un séjour un peu plus long avec la lie auroit pû lui communiquer. Ce dernier fond, qui contient les parties aqueuses, terrestres, & les plus grossieres de l'huile, peut encore recevoir une purification qui la rendra propre à la composition du savon, à la préparation des laines pour la Fabrique des gros draps.

L'huile clarifiée & décantée, doit être gardée dans des lieux qui ne soient, ni trop chauds l'été, ni trop froids l'hyver ; l'excès du froid & du chaud, sont cause que l'huile n'est pas si délicate, ni si agréable à la vue. Au reste, plus l'huile vieillit, plus elle se décolore, & plus elle perd de sa finesse & de ses autres qualités.

## HUILE A BRULER.

*Moyen pour faire durer l'huile dans les lampes, & lui ôter cette fumée épaisse, nuisible à la vue & à la poitrine.* Faites fondre dans un verre d'eau autant de sel qu'il en peut contenir, & trempez-y les mêches, que vous ferez ensuite sécher, pour vous en servir. Versez de cette eau salée & de l'huile, parties égales, dans une bouteille que vous agiterez pour les mêler ensemble, & garnissez-en les lampes avec les meches préparées. C'est des huiles de lin & de navette, qu'il s'agit ici principalement; mais on peut éprouver la recette avec d'autres huiles.

## HUITRES.

*Moyen de préparer les huîtres, pour en avoir toute l'année.* On tire les huîtres de leur écaille: on jette plus de la moitié de l'eau qui s'y trouve, & on les met à mesure dans une chaudiere proportionnée à la quantité qu'on en veut avoir. On met ensuite le vaisseau sur le feu, pour faire rendre aux huîtres toute l'eau qui leur reste. Ainsi cuites, on les fait égoutter sur des clayons, & on finit par les boucaner, comme on fait les jambons, & les harangs sores. Pour boucaner les huîtres, on dresse un gril élevé de deux pieds & demi de terre, dont les branches soient assez serrées pour les soutenir, on les arrange une à une sur le gril, & lorsqu'il en est couvert, on allume du feu dessous. La fumée monte, desseche, & durcit les huîtres qui prennent une couleur dorée, on leur donne cette façon des deux côtés; & après les avoir levées de dessus le gril, on les met refroidir à l'ombre, ensuite on les serre dans un lieu sec, où l'humidité ne pénetre point. Pour faire usage de ces huîtres, on les met tremper pendant une heure dans une premiere eau fraîche, puis on les relave dans une seconde: elles perdent ainsi tout le goût de fumée, & sont en état d'être préparées comme on veut, soit en friture, soit à la sausse de poulet, soit en bignets.

HUMIDITÉ DES MURS NEUFS.

*Remede contre l'humidité des murs neufs de plâtre, qui sont funestes au corps, pourrissent les tapisseries & gâtent entierement les Livres.* Faites bouillir de l'huile de noix, enduisez-en le mur nouvellement bâti, répétez la même opération, une ou deux fois à trois jours de distance; c'est-à-dire, quand la premiere couche est seche. Ces couches d'huile de noix bouillante s'insinuent dans les pores du plâtre, & les bouchent exactement; de sorte que l'humidité nuisible, ne trouvant point d'issue, reste concentrée dans le mur & ne peut produire de mauvais effet.

## HYDROMEL VINEUX.

*Maniere de faire l'hydromel vineux.* Versez de l'eau froide sur du miel; sçavoir, une quarte, ou près de deux pintes sur chaque: il se dissoudra au bout de deux ou trois semaines, pour peu que vous le remuyez, & il fermentera sans qu'il soit besoin de mettre du levain de bierre, qui donne un goût désagréable au vin. Vous le transverserez & le boucherez lorsqu'il sera temps. Au bout d'un an cette liqueur sent si peu le miel, qu'il n'y a personne qui ne le prenne pour du vin; on est dispensé par-là de faire bouillir la liqueur.

INSECTES *nuisibles aux jardins.*

Parmi ces insectes, il y en a qu'on appelle en Picardie *Courtillieres*, ou *Jardinieres*; & qui coupent sous terre les plus jeunes plants des choux-fleurs, artichaux, cardons-d'espagne; céleri, laitues & autres. Cet insecte est d'une couleur jaunâtre, & de la grosseur d'un hanneton; mais deux fois plus long. Il a deux aîles & deux pattes faites en scie; sa tête & son corcelet sont fort durs; la partie de derriere qui est une espece de sac mollet, ne tient au-devant que par un filet. Ces signes doivent suffire pour le faire reconnoître sous un autre nom, dans les autres Provinces.

*Remede pour les détruire.* Mettez en terre seulement à la profondeur d'un pouce, des cloches de verre & des terrines, affermissez la terre qui environne les bords Enchassez ces vaisseaux de façon qu'ils soient parfaitement de niveau, avec le terrein sans que rien déborde, & ensuite mettez trois ou quatre pouces d'eau. La nuit venue, les courtillieres, les rats, les mulots, les crapeaux, &c. se débandent dans les jardins, & en courant de tous côtés, se précipitent dans les terrines, où ils se noient sans pouvoir jamais remonter. Ce remede a été enseigné par un cultivateur de St Dizier en Champagne.

AUTRE *remede contre les courtillieres.* Il faut suivre avec le doigt la trace de ces insectes, laquelle est presque à fleur de terre; jusqu'à ce qu'on trouve un trou qui descende perpendiculairement: c'est la retraite de ces insectes. On presse le plus qu'on peut la terre contre les parois de ce trou, afin qu'elle ne s'écoule point. Ensuite on y verse deux ou trois gouttes d'huile quelconque, & puis on remplit le trou d'eau. Bien-tôt on en voit sortir l'animal, qui vient mourir sur le bord du trou, à moins qu'il ne soit étouffé sur le champ sous terre. Cette chasse est plus abondante après la pluie, parce que la terre s'éboule moins. Ce secret a été enseigné par deux cultivateurs, l'un de Beauvais, & l'autre de Bar-sur-Aube.

AUTRE *remede.* Mettez en terre des cloches de verre renversées, en les enfonçant de maniere qu'elles soient à niveau les unes des autres, & que la terre les surpasse au moins d'un bon pouce dans toute la surface : on a soin de bien affermir la terre autour des bords, ensuite on les garnit d'eau à la hauteur de trois à quatre pouces, c'est-à-dire à la moitié. Comme elles ne débordent point, les courtillieres traçant entre deux terres, tombent dans les vases & s'y noient ; ce piége est encore très-sûr contre les rats, mulots, crapauds, qui se tiennent cachés pendant le jour, & qui la nuit ravagent les plantes ; car en courant çà & là à pleine terre, ils tombent dans ces terrines où ils se noient.

INSECTES *nuisibles aux greniers.*

Le charançon est funeste aux greniers. Cet insecte est armé d'une petite trompe fort aiguë, dont il perce le grain & il en mange toute la substance la plus pure ; d'ailleurs cette vermine multiplie prodigieusement au printems.

Un moyen très-efficace pour les détruire, est d'arroser les planches & les murailles du grenier avec une décoction d'ail bien & duement trempé & macéré dans une quantité suffisante d'eau salée. L'odeur de cette décoction ne s'eſt pas plutôt répandue, que le charançon creve ou déguerpit. Remarquez que l'abſynthe, la rue, la ſarriéte, la lavande, la coriande-verte, & toutes les choſes d'une odeur forte, ont la même propriété; vous pouvez en faire une décoction dans du vinaigre, & en frotter le bois d'un lit.

Autre *remede*. Il faut arroſer chaque tas de bled d'huile d'aſpic, le paſſer enſuite par le crible d'Allemagne, en mettant de temps en temps ſur la pelle, de cette même huile; & en arroſer auſſi la place où l'on veut tranſporter le grain après l'avoir bien nétoyé.

Autre *remede*. Faites liquefier de la poix de Bourgogne auprès du feu; quand elle ſera aſſez liquide, prenez-en avec de l'étoupe & faites-en une petite couche ſur les pelles dont vous vous ſervez pour tourner le bled, frottez-les enſuite avec de l'huile de pétrole; vous n'aurez pas remué vos bleds trois fois, que tous ces inſectes diſparoîtront: il faut avoir la précaution de renouveller cette huile & ce goudron, quand il ſe détache des pelles.

AUTRE *remede.* Aux quatre coins du grenier mettez quatre réchauts pleins de charbons allumés, & dans chacun une once du plus fort tabac ; placez au milieu un cinquieme réchaut plein de feu avec une terrine où on a mis deux onces de vif-argent. La vapeur de ce vif-argent, jointe à la fumée du tabac, fera mourir non-seulement tous les charançons, mais encore leurs œufs : il faut fermer les fenêtres, & se retirer promptement dès que le vif-argent sera sur le feu, & ne rentrer que trois ou quatre heures après.

AUTRE *contre les charançons.* Lorsqu'on a cueilli le chanvre femelle, on en coupe les sommités qui contiennent la graine, & on les étend sur des draps pour les faire sécher. Tout le secret consiste donc à placer les draps dans les greniers infectés de charançons ; l'odeur de ces sommités qui est très-forte, fait périr ou fuir promptement tous ces insectes.

INSECTES *appellés tigres.*

Les insectes appellés tigres sont beaucoup de tort aux poiriers en espaliers & à quelques autres arbres. Pour en purger les jardins, au printems, vers le mois de Mars, quand le soleil commence à échauffer les œufs de ces insectes, il faut seringuer de l'eau bouillante dans le treillage, sur les grosses branches, & principalement dans les trous où dans les crevasses des murs. On détruit ainsi tous les œufs, & même encore les pucerons. Chaque fois qu'on pompe l'eau bouillante, il faut tremper la seringue dans un sceau d'eau froide, autrement elle ne prendroit point d'eau, l'air étant trop raréfié par la chaleur. Ce moyen simple est très-sûr; on en a fait l'expérience & toujours avec succès.

## LAIT.

*Secret pour faire cailler le lait en un instant.* Lorsque vous voudrez faire un fromage sur le champ, au-lieu d'avoir recours à la presure, dont le mélange avec le lait est dégoûtant pour bien des personnes, ayez un vaisseau bien net, que vous frotterez en-dedans avec du serpolet & du thin sauvage : versez-y ensuite le lait, il se caillera dans le moment.

## LAIT, PETIT-LAIT.

*Méthode pour bien faire le petit lait qu'on donne aux malades.* On doit choisir d'abord le meilleur lait, & le plus nouveau trait qu'il soit possible d'avoir. On en prend plus ou moins, suivant la quantité qu'on se propose de faire; on le met bouillir sur le feu, & afin de le faire tourner, on y jette, à mesure qu'il commence à bouillir, un peu de crême de tartre, plus ou moins, selon qu'on s'apperçoit qu'il en faut pour le faire tourner; car il y a des laits qui se caillent plus aisément que d'autres: mais le plus communément, il faut une demi-once de crême de tartre pour faire cailler une pinte de lait sur le feu. On ne doit jetter cette même crême dans le lait, qu'au moment qu'il est prêt à bouillir, & on le remue bien avec une cuillier de bois, jusqu'à ce qu'il fasse du caillebot de fromage. Pour lors, on ôte le lait du feu, & on le passe à travers un linge blanc & fin, pour en séparer la partie crasseuse. Ensuite on laisse refroidir la liqueur un bon quart-d'heure;

puis on prend pour chaque pinte de petit-lait quatre blancs d'œufs que l'on bat bien, de maniere qu'ils ne fassent plus qu'une écume blanche. On jette ces blancs d'œufs ainsi battus dans le vaisseau où est le lait, & on le remet bouillir une seconde fois sur le feu environ quatre ou cinq minutes. Quand il aura bouilli, il sera clair; supposé qu'on l'ait bien fait tourner la premiere fois. On le laisse ensuite un peu reposer & refroidir, puis on le passe à travers un tamis, dans lequel on a mis deux feuilles de papier brouillard : le petit-lait y filtre peu-à-peu : on peut, si on veut, le passer à travers un entonnoir où on aura mis pareillement deux feuilles de papier pour le clarifier. Après cette opération, le petit-lait ressemble à de l'eau de roche; & il est tel qu'il le faut pour les malades.

Autre. Prenez quatre livres de lait tiré du soir au matin : mettez-le dans un vase de terre vernissé : mêlez-y la grosseur d'une noisette de presure que vous aurez délayé dans un peu d'eau. Mettez le tout sur un feu doux, comme des cendres chaudes : il faut l'y laisser, jusqu'à ce que les parties du lait soient bien séparées les unes des autres : ce qui doit durer trois ou quatre heures. Après quoi, vous passerez le tout à travers d'un linge un peu serré.

Alors, prenez deux blancs d'œufs, que vous agiterez avec un verre de petit-lait, & deux cuillerées à caffé d'esprit de nitre affoibli dans de l'eau : mêlez le tout ensemble dans une casserole bien étamée, en l'agitant avec une poignée d'osier : mettez le mélange sur le feu, & faites-le chauffer, jusqu'à ce qu'il soit prêt à jetter le premier bouillon. A ce dégré qu'il faut bien prendre, jettez-y un verre d'eau : laissez-le revenir au même degré, remettez-y en autant, enfin laissez-le bouillir cinq ou six bouillons : retirez-le du feu : laissez-le reposer un moment : faites-le passer à travers du papier à filtrer, après y avoir jetté deux verres d'eau bouillante ; laquelle se décharge du mauvais goût qu'il pourroit communiquer au petit-lait, si on ne prenoit pas cette précaution. De cette maniere vous aurez un petit-lait aussi bien clarifié qu'il est possible.

Pour faire cailler le lait, on peut employer d'autres substances que la pressure : on se sert à cet effet de vinaigre, de jus de citron, &c.

## LAPINS.

*Moyen simple de prendre les lapins sans furets & sans armes à feu.* Ayez un certain nombre d'écrevisses : tendez des poches à plusieurs terriers, glissez dans chaque trou une écrevisse. L'écrevisse après quelque temps arrive au fond du trou, elle pique le lapin & s'y attache ; le lapin pour se débarasser de l'écrevisse, veut sortir de son trou, il fuit avec l'écrevisse qu'il emporte, & vient se faire prendre dans la poche. Il est vrai qu'il faut un peu de patience, parce que l'écrevisse va fort lentement ; mais enfin on n'attend pas en vain.

## LARD, PETIT SALÉ, JAMBONS.

*Moyen de conserver long-temps le lard, le petit-salé & les jambons, & les empêcher de se rancir.* Après avoir tiré les différentes pieces de chair du vaisseau dans lequel elles ont été salées ; on est dans l'usage de les exposer au grand air pour les sécher. Pour cet effet, on les suspend au plancher d'une chambre, & même dans de grandes cheminées ;

afin qu'en séchant, les jambons sur-tout, contractent un certain goût de fumée qui est fort bon. Je ne blâme point cet usage, il faut le continuer, du moins jusqu'à-ce que le tout soit bien sec; mais les gens de la campagne, & autres, ne devroient pas se contenter de cette opération : ils croient avoir tout fait, & laissent le tout exposé à l'air, jusqu'à ce qu'ils jugent à propos de les vendre ou de s'en servir pour leur propre consommation. Cependant quand ils ont resté ainsi trop long-temps, l'air agissant avec trop de force sur les quartiers de lard & les jambons, en détache toutes les parties aqueuses les plus subtiles de la graisse & des chairs, qui auroient pû les corrompre, & ensuite lui fait contracter le mauvais goût de rance qui révolte le palais le moins délicat.

Pour prévenir cet inconvénient, il faut, suivant la méthode ordinaire, après avoir tiré le lard, les jambons, & le petit-salé du saloir, les faire sécher à l'air, en les suspendant, soit au plancher ou dans les cheminées. Mais si-tôt qu'on s'apperçoit qu'ils sont parfaitement secs, & il ne faut guere que quinze jours pour cela, ou tout au plus trois ſemaines, on doit les ôter & ne plus les laiſſer à l'air. Alors mettez-les dans un tonneau à vin qui ſoit bien propre; & afin que les pieces ſoient ſéparées les unes des autres, mettez dans les entre-deux, du foin le plus excellent & le plus ſec que vous trouverez; car s'il étoit d'un mauvais goût, ou humide, il pourroit les gâter & leur communiquer ſa mauvaiſe odeur, de même que la bonne. Cela fait, ayez ſoin de bien recouvrir le tout avec du foin; fermez exactement le tonneau & le mettez dans un lieu frais, ou à la cave. Le lard & les jambons ſe conſerveront à merveille pendant deux ou trois ans, ſans devenir rances. Cet avantage eſt aſſez conſidérable pour y faire attention.

## LÉGUMES.

*Moyen de faire cuire les légumes ſans eau pour pouvoir conſerver leur goût, & les manger dans toute leur bonté. Exemple d'une expérience faite ſur les aſperges.* Comme il eſt conſtant que les légumes que l'on fait cuire dans l'eau perdent leur goût à proportion du temps qu'ils cuiſent, puiſque ceux qui ont trop bouilli, n'ont plus aucune ſaveur, s'il y a un moyen de ne les point faire tremper, ce moyen mérite d'être éprouvé ; c'est ce qui a été tenté avec succès sur les asperges. On demandera comment faire cuire sans eau, en voici la maniere. Ayez une marmite ou un pot de terre vernissé, d'une grande profondeur, dans le fond duquel vous mettrez une assez grande quantité d'eau pour qu'elle ne tarisse point pendant tout le temps qu'il sera nécessaire de la faire bouillir. Trouvez moyen de suspendre en l'air dans votre vaisseau vos asperges, en sorte qu'elles ne touchent point à l'eau, pas même quand elle bout ; un crochet ou un anneau attaché au milieu du couvercle de la marmite, suffira pour cet effet. On y attachera le fil ou la ficelle, qui contiendra les asperges en botte. Le pot de terre est sujet à plus de difficulté ; mais on peut trouer le couvercle auprès de sa pomme ou de son bouton, & passer le fil par cette ouverture que l'on aura soin de boucher exactement avec de la pâte ou de la terre grasse ; ou si l'on ne veut pas trouer le couvercle, on disposera en travers dans le vaisseau un bâton ou une branche de fer soutenue par deux montans ; qui pour plus grande sûreté répondront à un pied, & auront par ce moyen toute la consistance requise. Toutes choses étant ainsi disposées, on couvrira la marmite ou le pot, & on lutera soigneusement avec de la pâte ou de la terre grasse le couvercle & le corps du vaisseau, afin qu'en aucune façon la vapeur n'en puisse sortir; mettez ensuite sur le feu & faites bouillir aussi long-temps que vous jugerez nécessaire : une heure suffira pour les asperges, lesquelles cuiront sans entrer dans l'eau, & vous les trouverez d'un goût infiniment supérieur à celui qu'elles ont étant préparées à l'ordinaire. On peut encore user d'une autre méthode que voici.

Faites cuire vos asperges dans une tourtiere, comme on a coutume de faire cuire la pâtisserie, en mettant du feu dessus & dessous. Cependant la forme de la tourtiere n'étant pas commode pour les asperges & les autres légumes, on pourra faire faire des vaisseaux de cuivre étamé, ou mieux de fer battu, qui n'a point de danger de verd-de-gris, & d'une forme ovale un peu applatie, semblable à ces boëtes de carton pour des perruques que l'on met en voyage dans

dans une valise. Les deux parties du vaisseau se joindront aussi parfaitement que la tourtiere avec son couvercle. On n'y mettra point d'eau, & le cuisinier prendra garde de ne point donner d'abord un feu trop vif, les asperges & autres légumes cuiront ainsi doucement dans leur jus & conserveront tout leur sel. Cette seconde méthode nous paroît la meilleure : on pourra faire cuire de la même maniere toutes sortes de légumes & de fruits, comme pommes, poires & autres.

## LIEVRES, CHASSE DU LIEVRE.

*Moyen pour attirer les Lievres dans un endroit.* Il consiste à tuer une haze en chaleur, (c'est la femelle du lievre,) lui couper la nature, la tremper dans de l'huile d'aspic, en frotter la semelle de ses souliers & marcher sur l'herbe en différens endroits, les lievres y viendront en foule.

## LIMAÇONS.

*Moyen de préserver les arbres des limaçons.* Ayez une corde de crin de la grosseur du petit doigt, entourez-en le corps de l'arbre où vous craignez des limaçons ; & pour le plus sûr, faites lui faire plusieurs tours qui se joignent. Les crins qui s'échappent de la corde blesseront infailliblement le limaçon, dont la peau est tendre & délicate. Cette barriere le forcera de reculer lorsqu'il tentera de monter, & d'aller chercher ailleurs sa pâture.

A l'égard des fourmis, entourez le corps d'un arbre de cette suie qui pend par flocons dans les cheminées. Comme elles détestent la suie, on peut s'assurer que jamais fourmi n'entreprendra de surmonter cet obstacle : on pourra former un large cordon ou deux, s'il est nécessaire, avec cette suie.

*Moyen de détruire les limaçons.* Répandez de la chaux pendant la nuit sur le terrein que vous voulez garantir de ces animaux, parce que c'est pendant la nuit qu'ils sortent pour chercher leur nourriture. Cinq boisseaux de chaux réduite en poudre suffisent par arpent. Cette méthode paroît mériter d'autant plus d'attention, que la chaux par elle-même est très-propre à fertiliser encore la terre.

## LINGE.

*Méthode de blanchir le linge comme en Hollande, & qui le conserve.* Lorsqu'une Blanchisseuse de Hollande a ramassé son linge, elle le prend piece à piece & l'empâte en différens endroits de savon noir : elle le met ensuite dans un cuvier qui n'a point d'égoût comme les nôtres, & le couvre d'un gros drap que l'on nomme un *cendrier.* Pendant que cela se fait, une chaudiere pleine d'eau, dans laquelle on a jetté des cendres, bout sur le feu; & lorsque les cendres ont bien bouilli, on verse l'eau dans le cuvier par-dessus le cendrier, dont l'office est d'arrêter les cendres qui peuvent être écoulées avec l'eau : il est censé que l'on proportionne la quantité de l'eau à celle du linge. L'eau bouillante étant versée, on couvre le cuvier, & on le laisse ainsi reposer l'espace au moins de cinq ou six heures : au bout de ce temps, elles retirent leur linge & le savonnent à la main, comme on fait ici le linge le plus fin, & on l'envoie au *blecke.*

Le *blecke* est un pré fermé communément de fossés, & quelquefois de haies,

& traversé, selon sa grandeur, d'un ou de plusieurs canaux assez profonds pour qu'en plongeant une pelle dans l'eau, on ne puisse pas toucher la vase ni la troubler. Le linge est étendu sur l'herbe le long des canaux & on l'arrose pendant deux ou trois jours, aussi souvent qu'il seche : cette opération se fait avec une pelle à eau, qui jette l'eau à une assez grande distance pour mouiller beaucoup de linge; lorsque ce linge est suffisamment blanc, on le met au bleu; puis on le renvoie à la Blanchisseuse, qui a soin de le faire sécher à mesure qu'elle veut le repasser.

Ce blanchissage, comme on voit, est bien moins pénible que le nôtre, & ne coûte pas plus de temps, Il semble que dans nos campagnes quantité de personnes se pourroient former un *blecke*, les uns à moins de frais que les autres; & qu'au reste, la dépense qu'on s'occasionneroit par-là, feroit toujours avantageusement compensée par le double agrément de conserver son linge, & de l'avoir d'une blancheur parfaite.

MANIERE *de blanchir le linge fin.*
Lorsque l'on a du linge fin & propre

que l'on veut blanchir, & cependant le ménager ; il faut, 1°. le passer dans une eau légere de savon pour le détremper ; quand il y aura resté assez de temps pour en être imbibé ; le mettre dans un cuvier sans le tordre, ni en exprimer cette eau ; on y arrangera les différentes pieces les unes sur les autres à plat, & par couches égales. Observez cependant que le cuvier ne doit jamais être bien profond : il suffira du moins, qu'on y mette un pied & demi d'épaisseur de linge ; nous en dirons la raison. On se servira pour la lessive de bonnes cendres, provenant de bois neuf, c'est-à-dire, qui n'ait point flotté sur l'eau. La cendre de chêne est très-bonne, mais celle qui est faite avec des arbres à fruit, est préférable à toute autre. Avant d'employer ces cendres, il faut les faire passer par un crible ou un tamis, pour en ôter toutes les malpropretés qui pourroient s'y rencontrer, comme les petits charbons ou autres. De quelque nature que soient les cendres, elles sont bien meilleures lorsqu'on les a fait recuire au four une seconde fois, en les y mettant aussi-tôt qu'on en ôte le pain. & y faisant brûler quelques fagots. Il est bon, ſi on le peut, de les jetter encore toutes chaudes dans une grande chaudiere où on a fait bien chauffer de l'eau. La doſe eſt environ un quart de cendres pour la quantité que l'on a d'eau, c'eſt-à-dire, que pour un ſceau de cendres, il faut mettre quatre ſceaux d'eau. On fait bouillir le tout enſemble aſſez doucement pendant trois ou quatre heures. Quand la leſſive eſt faite, on la retire de deſſus le feu, & on la laiſſe repoſer; après quoi on la tire au clair, en la verſant par inclinaiſon dans un autre vaiſſeau. Dans cet état on verſe la leſſive ſur le linge qui eſt dans le cuvier, & l'on y en met la quantité qu'il faut, pour que le linge en ſoit bien imbibé, & que la leſſive le recouvre par-deſſus de la hauteur d'environ deux pouces. On laiſſe couler cette leſſive à travers le linge, & ſortir par le fond du cuvier au moyen d'une canule, laquelle voiture tout de ſuite dans la chaudiere qui eſt ſur le feu à la portée du cuvier: on fait chauffer cette leſſive inſenſiblement & par gradation; puis on la reverſe de nouveau dans le cuvier ſur le linge, & on continue à faire chauffer toujours cette leſſive à meſure qu'elle coule du cuvier. Mais il faut bien ſe garder de la faire chausser jusqu'au point de la faire bouillir, car la trop grande chaleur gâte le linge & même le brûle.

Il faut donc observer avec beaucoup d'attention que la lessive qui sortira par la canule, ne soit pas si chaude que l'on ne puisse l'endurer avec la main sans se brûler. On coulera de cette façon la lessive huit à neuf heures de suite pour le moins, & avec une chaleur toujours égale. Ensuite on laissera tremper le linge dans cette lessive toute chaude, pendant environ huit autres heures en bouchant la canule, & couvrant bien le cuvier pour l'empêcher de se refroidir.

Quand le linge aura bien trempé, on le tirera tout chaud du cuvier, à mesure qu'on le lavera dans une eau bien claire, & qui, s'il est possible, ne soit pas trop froide. Les eaux de riviere en Eté sont les meilleures. On se gardera bien de frapper ce linge trop fort, mais on se contentera de le frotter légérement entre les mains ou sur une planche unie que les laveuses auront devant elles, en le rinçant de temps en temps dans l'eau claire, & le tordant un peu à chaque fois pour faire sortir l'eau sale jusqu'à ce qu'on s'apperçoive que l'eau en soit très-claire. Alors on étendra ce linge à plat au soleil sur un pré dont l'herbe soit propre, & pendant le cours de la journée, on versera de l'eau dessus à plusieurs reprises avec un arrosoir de jardinier, à mesure qu'on verra qu'il se sèche, & on le retournera deux ou trois fois sens dessus dessous. Le soleil & cette eau acheveront de lui donner un lustre & un blanc très-parfait. Il faut, pour cela, que le linge demeure exposé trois jours de suite au soleil, & au serein, si l'on veut; mais le soleil seul peut suffire. On le plie à demi-sec, & on le repasse ensuite.

Cette opération, comme on voit, n'est pas difficile : bien des personnes la pratiquent à-peu-près de même; mais elles manquent de donner à leur linge cette blancheur qui en fait le mérite, parce qu'elles négligent tous les petits soins que l'on vient de prescrire.

MANIÈRE *de blanchir les blondes pour coëffures de femmes.* Faites successivement deux eaux de savon au bleu, dans lesquelles vous ferez bouillir les blondes une heure à chaque fois, ensuite vous les ferez bouillir dans une seule eau sans bleu & ſans les rincer. Puis mettez-les à la gomme Arabique avec de l'eau-de-vie, & de l'alun; enfin ſoufrez-les légérement, & les repaſſez à demi-mouillées.

## LOUPS.

*Piége pour prendre les loups.* La plûpart des pieges indiqués dans les Livres, ſont rarement tendus avec ſuccès; car il arrive ſouvent que le loup eſt aſſez fin, & aſſez heureux pour enlever l'amorce ſans être pris; de ſorte que l'on regarde comme un grand coup de bonheur d'en prendre ou tuer un ſeul dans le cours d'une année. En voici un qui a été imaginé depuis peu, par un membre de l'Académie des Sciences d'Amiens, & que l'on a regardé comme infaillible.

On fait deux enceintes de pieux l'une dans l'autre, & dont l'eſpace entr'elles, n'a de largeur que pour que le loup puiſſe y marcher: les pieux doivent n'avoir entr'eux qu'un pouce de diſtance, & être élevés de terre de quatre pieds. On doit les affermir en les entrelaçant avec de l'oſier. L'enceinte intérieure doit avoir huit à dix pieds de diametre ou de largeur: dans le centre, on place une eſpece de cage où l'on enferme une vieille brebis ou une oie; & l'on choiſit ces animaux préférablement à d'autres, parce qu'ils ne ceſſent point de crier, lorſqu'ils ſe trouvent ſeuls, & puis, leurs cris ſont très-propres à attirer les loups. Chacune de ces enceintes a ſa porte; celle de l'enceinte intérieure eſt fermée de façon que le loup ne la puiſſe ouvrir, & ne ſert que pour pouvoir entrer lorſqu'on veut enfermer la brebis ou l'oie dans la cage: cependant la haie doit être conſtruite de façon que le loup puiſſe voir & ſentir la proie ſans avoir la liberté d'en approcher. La porte de la premiere enceinte doit être ouverte de toute la diſtance qui ſe trouve entre les deux enceintes. Or cette diſtance doit être aſſez grande pour que le loup puiſſe paſſer aiſément, & aſſez étroite pour ne lui permettre aucun mouvement un peu grand à droite, ni à gauche; c'eſt ce qu'il faut obſerver exactement, parce qu'en cela ſeul, réſide toute l'utilité du piége.

Les choſes étant ainſi diſpoſées, on doit s'attendre que le loup entendant la brebis bêler, ou l'oie crier, ne manquera pas d'accourir: il entrera par l'eſpace que laissera la porte qui est ouverte, il tournera dans l'enceinte & viendra rencontrer le derriere de la porte : alors comme il ne pourra ni reculer, ni se retourner, il heurtera cette porte qui n'étant arretée que foiblement se fermera d'elle-même, au moyen d'un cliquet dont on aura eu soin de la garnir. Ainsi le loup se trouvant enfermé, tournera sans cesse entre les deux enceintes sans pouvoir jamais franchir ni l'une ni l'autre, parce que tout animal qui veut sauter se met en ligne droite vis-à-vis l'espace qu'il veut franchir; mais ici, ce loup ne le peut à cause de l'espace trop étroit, & parce qu'il a toujours le corps un peu plié à cause de la ligne circulaire que décrivent les deux enceintes. On sera donc assuré en y retournant le matin, de trouver vivant le loup qui y sera entré, & on sera le maître ou de l'assommer dans l'enceinte, ou de lui passer dans le col un nœud coulant pour le tirer de-là, & le donner à étrangler aux chiens. Cette derniere façon est la plus prudente; car si on répand le sang du loup sur la place, on peut conter que quelque appât qu'on mette dans le piége, de long-temps aucun loup n'en approchera. Ce piege a cette commodité, qu'étant une fois dressé, il dure autant que les pieux dont il est formé.

AUTRE *moyen de détruire les loups & autres bêtes féroces de tout un canton.* Ce moyen consiste dans une espece de poison, & dans la composition d'un appât qui attire ces animaux de très-loin.

*Composition de l'appât.* On met dans un pot de terre bien propre un oignon blanc en quartiers, trois cuillerées de sain-doux, trois pincées de poudre de fenugrec, autant d'Iris de Florence, & de seconde écorce de morelle ou reglisse sauvage, gros comme un œuf de galbanum & une pincée de galanga en poudre. Il faut faire cuire le tout sept à huit minutes à petit feu clair & sans fumée. On retire ensuite le pot dans lequel on jette gros comme une féve de camphre écrasé : on remue la composition, & on la couvre crainte de l'évaporation du camphre : elle doit être ensuite passée dans un gros linge. Cet appât attire les renards, comme les loups; mais ils y donnent encore mieux, quand on substitue au galbanum & au galanga, une vingtaine de gouttes d'huile de hanneton; ou d'anis, au défaut de cette huile : il se conserve dans un pot de terre couvert d'un parchemin mouillé.

USAGE *de cet appât.* On prend un corbeau, ou un oiseau de proie, ou une volaille morte de maladie, ou un derriere de renard; on le présente à un feu clair, & on le graisse ensuite avec un peu de cet appât : au défaut, on peut prendre des vuidanges de volaille ou de lievre, également préparées; mais il faut alors les mettre dans un sac de crin à claire voie, également graissé avec cette composition. Pour mieux réussir, un Garde-chasse ou autre se munit de petits morceaux de pain de la grosseur d'un œuf de pigeon, garnis de la croûte de dessous, & qu'on a fait frire dans la graisse en question, dont il enduit la semelle de ses souliers. Il attache avec un fil de crin l'appât à une longue gaule, & il le traîne à terre & de côté, pour que l'odeur de ses traces n'inquiette pas les animaux qu'on cherche à attirer; il va sur le bord du bois & autres lieux que les loups fréquentent le plus, observant de répandre à longues distances sur la traînée, les petits morceaux de pain

*Usage & composition du poison.* Il faut prendre quatre onces de noix vomique rapée, la plus récente, autant de verre pilé, une once ou un peu moins, si l'on veut, d'éponge coupée en morceaux que l'on fait un peu frire, & surtout de maniere que ces morceaux ne soient point brûlés : on y ajoûte une poignée d'oignons de vachettes ou fausses tulippes ; c'est une espece de tulippe sauvage qui croît dans les prés, & qui pousse en Septembre des fleurs tirant sur le lillas. On peut joindre du sel à cette composition, les loups en sont plus altérés, boivent & périssent encore plutôt. Si on a des noyaux de cerises noires, on les concasse & on les joint aux autres poisons.

On prend un chien destiné à être détruit, & on lui fait avaler trois boulettes grosses comme des noix de ces poisons mêlés avec de la viande hachée : le chien meurt peu après, & le venin se mêle dans son sang : ensuite avec une broche de fer on fait douze à quinze ouvertures dans le corps, la gorge & les cuisses de cet animal, dans lesquelles, à l'aide d'un entonnoir de tole, on insinue le poison le plus profondément qu'il est possible. On prépare de même les renards écorchés & les petits chiens de lait, & on ferme les ouvertures avec de la fiente de vache. La dose de poison ci-dessus prescrite, est un gros, pour un chien de la taille de ceux des bergers; moitié suffit pour un renard; le quart pour un petit chien de lait.

On place ensuite l'animal ainsi empoisonné au milieu d'un trou fait en terre de la profondeur de deux pieds, & dans lequel on a eu soin de jetter une certaine quantité de fumier de cheval. Après avoir recouvert ce trou de terre bien battue, on y laisse l'animal trois jours en hyver, & vingt-quatre heures en été, pendant lesquels le poison se fond & s'insinue dans toutes ses parties. Ensuite on le retire, & on le met sur la traînée qui a été préparée de la maniere indiquée ci-dessus, & autant qu'il est possible dans une piece ensemencée de bled ou de seigle, préférant celles qui se trouvent à la proximité des rivieres ou ruisseaux; & en observant toujours de le placer à plus de soixante pas des haies ou buissons qui causent de la méfiance aux vieux loups. On ne doit jamais traîner les cadavres avec de la corde, ni les appâts que les loups éventent & craignent; mais avec un lien de bois ou un crochet qu'on passe dans le jarret de l'animal; il faut aussi que celui qui tend ce piége, évite de conserver dans ses mains ou dans ses habits aucune odeur de tabac.

Si dans l'espace de deux lieues à la ronde, il se trouve des loups, ils seront attirés; & l'animal préparé, sera dévoré dans moins de neuf jours, sans qu'il soit à craindre qu'aucun chien ni cheval n'en approche; mais les loups ne manqueront pas de crever.

MAINS. *Pâte pour les mains.*

Prenez amandes douces pelées, une livre; poudre d'Iris, une once; pignons, quatre onces; sémence de baleine, une once: pilez bien le tout ensemble, jusqu'à ce qu'il soit en consistance de pâte. Incorporez le tout avec deux onces d'huile des quatre sémences froides, & les jaunes de deux œufs frais: faites-le bouillir dans un poelon avec un demi-septier d'eau-rose, en remuant toujours avec une espatule, jusqu'à ce que la pâte n'adhere plus au poêlon : il en faut frotter les mains soir & matin, & elles deviendront très-blanches.

AUTRE *pâte plus simple*. Prenez amandes ameres pelées, une livre; que vous pilerez, puis ajoûtez-y une once de céruse, une démi-once d'amidon, les jaunes de quatre œufs frais : faites bouillir le tout dans un poëlon avec six onces d'esprit-de-vin, & faites comme pour la pommade précédente : il faut en prendre gros comme une noix, & s'en frotter les mains, sur lesquelles vous jetterez un peu d'eau : puis il les faut essuyer avec un linge blanc.

## MARRONS D'INDE.

*Moyen d'ôter aux marrons d'inde leur amertume, & les rendre propres à servir d'aliment aux animaux.* Il faut remplir un grand cuvier d'eau commune, y jetter les marrons d'inde & les laisser tremper pendant quelques jours : ils s'amollissent, & en se gonflant, ils commencent à perdre un peu de leur mauvaise amertume. Au bout de quelques jours, on jette cette premiere eau, & l'on en remet de nouvelle. Après quatre ou cinq opérations semblables, les marrons deviennent très-doux. Pour s'assurer de l'effet de l'eau, chaque fois qu'on la change, on tâte le goût du marron, & l'on continue jusqu'à ce qu'il soit à son point. On broye ensuite les marrons, & on les réduit en une espece de pâte dont on peut donner à manger à la volaille, & aux porcs pour les engraisser.

AUTRE *moyen de préparer les marrons d'inde, pour engraisser le bétail.* Il faut d'abord faire de l'eau de chaux, c'est-à-dire, jetter vingt à vingt-quatre pintes d'eau sur la huitieme partie d'un boisseau de chaux vive mise au fond d'un petit cuvier à lessive, garni d'un drap de toile très-serrée: quand la chaux a été bien éteinte, on tire l'eau impregnée de ses sels par le conduit ordinaire des cuviers, & on fait bouillir quelque temps dans cette eau les marrons, après les avoir piqués en deux ou trois endroits. Lorsqu'ils ont été assez amollis, on les fait peler, & ensuite tremper pendant vingt-quatre heures dans l'eau fraîche: alors on les emploie avec succès & profit pour engraisser le bétail. Cependant on ne conseille pas de présenter ces marrons quoique ainſi préparés aux bêtes qui portent ou qui nourriſſent.

MOYEN *de ſe ſervir de la leſſive du marron d'inde pour le ſavonnage.* La préparation en eſt très-ſimple. On prend des marrons d'inde qu'on laiſſe ſécher, & après en avoir ôté la coque rouſſe, on les met en poudre. On détrempe enſuite cette poudre dans une quantité d'eau ſuffiſante, qui devient auſſi propre à ſavonner qu'une eau ſaturée de véritable ſavon. Cette eſpece de ſavon nétoie le linge auſſi-bien que le ſavon ordinaire. Ce petit ſecret peut être utile aux gens de la campagne, & il eſt dû à M. Moreau.

## MATELAS.

*Moyen d'avoir des matelas qui ne s'affaiſſent point dans leur milieu par le poids du corps.* Pour procurer cet effet, au lieu de faire les matelas comme on les fait ordinairement, on doit les faire doubles, c'eſt-à-dire donner une longueur double de l'ordinaire : enſuite on doit réunir les deux bouts, de maniere que les toiles y ſoient couſues enſemble, & que la laine y ſoit arrangée

& piquée comme ailleurs, sans aucune différence. Ce matelas aura ainsi la forme d'un manchon, qui se roulera sans cesse & sans fin, & qui se trouvera toujours plié en double : on le mettra sur le lit de cette façon, & il y fera le même effet que deux matelas l'un sur l'autre. Il ne faut ni plus de toile, ni plus de laine pour ce matelas double, que pour les deux séparément.

Si l'on est dans l'usage de n'avoir qu'un matelas, pour lui donner cette forme, on le feroit de moitié moins épais, & l'on auroit que la toile de plus à ajoûter. L'avantage qu'il y a dans cette invention, c'est que chaque fois qu'on fait le lit, on peut aisément rouler ce matelas de maniere que la partie qui a servi sous les reins se trouve aux pieds, ou à la tête en-dessus, ensuite par-dessous, & successivement toutes les parties du matelas passent ainsi dans les endroits où la compression est la plus grande. On peut même de temps en temps retourner le matelas comme on fait un bas, en mettant en dedans sa surface extérieure, & en dehors celle qui est en dedans, & on le rafraîchit ainsi facilement. Un matelas construit &

ıangé de cette façon, en dure bien avantage, & on en est bien mieux ɔuché.

## MER.

*Maniere de rendre l'eau de la mer ouce.* Ce secret consiste d'abord dans ne précipitation faite avec de l'huile e tartre, & ensuite à distiller l'eau de ıer. Le fourneau qu'il faut avoir pour ela, n'occupe pas beaucoup de place, ; il est construit de maniere qu'avec eu de bois ou de charbon de terre, on eut distiller en un jour vingt-quatre ots d'eau. On fait passer le tuyau par n trou hors du vaisseau & rentrer par n autre. Par ce moyen, on épargne la lace que tiendroit le refrigerant, ainsi que l'embarras de changer l'eau. On joûte à ces opérations celle de filtrer 'eau, afin d'en corriger par-là la malignité. Cette filtration se fait à l'aide l'une terre particuliere qui se mêle avec le l'eau distillée, & qui à la fin tombe au fond du vase. M. Hauton, Anglois, l'inventeur de ce secret, soutient que cette eau distillée est fort saine, & dit, qu'il en a fait boire à des hommes & à des animaux sans qu'elle leur ait fait aucun mal; & que cette terre particuliere délayée avec l'eau distillée émousse les pointes des esprits volatils du sel, & leur sert comme de gaines.

AUTRE *méthode de rendre potable l'eau de la mer, trouvée par un Chymiste Anglois, en* 1754. Il faut mettre vingt gallons d'eau de mer dans un alambic avec six onces de *lapis infernalis*, & pareille quantité d'os calcinés réduits en poudre. Au bout de deux heures & demie, on aura quinze gallons d'eau parfaitement douce & saine. On n'a besoin pour cette opération que d'un demi-boisseau de charbon. Cette proportion d'ingrédiens suffit dans les mers Septentrionales, mais dans quelques parties de la Méditerranée & des mers des Indes où l'eau est plus bitumineuse, & plus salée, il est nécessaire d'ajoûter trois onces d'os calcinés, & autant de pierre infernale.

Au reste, il faut observer qu'il est dangereux de conserver de la boisson dans les vases où a séjourné la pierre infernale, & qu'ils ne peuvent plus servir à d'autre usage. On a calculé les frais de la pinte d'eau de mer rendue potable, elle reviendra environ à huit sols de France.

## MERLUCHE, OU MORUE SECHE.

*Façon de la préparer, en usage à Marseille.* Après que la merluche est restée à détremper suffisamment, & qu'on en a enlevé l'écaille, on la fait bouillir bien fort pendant deux à trois minutes ; après quoi on la retire du feu jusqu'à ce qu'on veuille faire son ragoût, dit *de Brandado*.

Il faut couper la merluche en petits morceaux & lever exactement les épines, prendre ensuite cinq à six gousses ou veines d'ail, les bien hacher avec un couteau jusqu'à en faire une pâte ; mettre ensuite cette pâte dans une poële, y verser tous les morceaux de merluche, & mettre cette poële sur le feu, y jetter de temps en temps de l'huile très-fine, qui en remuant la poële à force de bras, doit se lier avec la pâte d'ail & le poisson, de sorte que cela forme une pommade. Quand la merluche commencera à faire comme masse, on y mettra le jus d'une moitié de citron, ou bien un peu de vinaigre ; & quand la pommade viendra à couvrir le poifſon, il faudra y verſer un peu d'eau chaude, & remuez bien fort la poele, Si la merluche étoit douce, il faudra y mettre un peu d'épiceries & un anchois coupé en petits morceaux, & du perſil bien haché; & continuer à y mettre toujours de l'huile, & remuer bien fort pour lier toujours mieux le ragoût; c'eſt enſuite au Cuiſinier à juger s'il eſt fini. Il faut le faire manger de ſuite & chaud.

## MOUCHES.

*Moyen pour être délivré des mouches incommodes & importunes qui gâtent les tableaux & les meubles.* Il faut prendre de l'huile de laurier, & en frotter en pluſieurs endroits les murs ou la boiſerie d'une chambre, les mouches n'en peuvent ſouffrir l'odeur, ainſi elles déſerteront. On renouvelle de temps en temps cette opération, & l'on peut laiſſer ſes fenêtres ouvertes. On peut employer ce remede dans les offices, dans les cuiſines, dans les ſalles à manger & dans tous les lieux où elles ſont les plus incommodes. L'odeur de l'huile de laurier, quoi qu'un peu forte, eſt très-ſupportable;

portable; & c'est un petit mal à souffrir pour se garantir d'un plus grand.

MOUCHES A MIEL.

*Piquure de mouches à miel. Remede.* Prenez une cuillerée de chaux vive & frottez vous-en la partie affligée, dans l'instant la douleur cessera. Pour détruire le gonflement, il suffit de l'humecter avec de l'eau froide que l'on met dans le creux de la main : mais il faut employer cette eau à plusieurs reprises, & en petite quantité.

MOYEN *efficace de garantir les chevaux contre les mouches & toute autre espece d'insectes.* Ce moyen consiste à les frotter tous les matins avec des feuilles de noyer.

MONTRES, MERIDIENNE ET CADRAN.

*Méthode de tracer facilement une méridienne.* Les personnes qui font un voyage de quelques cours, étant arrivées à un certain lieu, s'apperçoivent que leurs montres sont dérangées. Or pour les remettre il suffira de tracer une méridienne.

Pour cet effet, le premier jour, décrivez avec un compas sur un plan horisontal quelconque, plusieurs cercles concentriques : lorsque vous aurez retiré la pointe du compas du centre, enfoncez dans le petit trou que le compas aura fait un stile, ayant soin qu'il soit le plus perpendiculaire (ou droit) qu'il se pourra : une grosse aiguille à coudre suffit pour ce stile. Vers les neuf heures du matin, remarquez sur quel cercle porte l'extrémité de l'ombre de l'aiguille, & faites à cet endroit une marque. Un peu avant trois heures après-midi, retournez à vos cercles, & attendez que l'extrémité de l'ombre de l'aiguille porte sur le même cercle : faites encore une marque à cet endroit. Ensuite de chacun de ces deux points, décrivez à volonté des portions de cercle : après quoi, tirez une ligne droite, par les deux points, où ces portions de cercles se couperont : voilà votre méridienne sur laquelle le lendemain à midi vous pourrez régler votre montre.

Si l'on fait cette opération dans les solstices, c'est-à-dire, environ le jour le plus long ou le plus court de l'année ; la méridienne sera plus juste que dans les autres temps, parce qu'on évitera alors la déclinaison du soleil; un compas & une regle suffisent pour cette opération.

Lorsqu'on fait route vers l'Occident, une montre doit paroître avancer; si c'est vers l'Orient, elle doit paroître retarder. Pour sçavoir donc si elle va bien, il faut sçavoir la longitude de la Ville où l'on se trouve, & la comparer à celle de l'endroit d'où on est parti; afin de voir si la différence entre l'heure de la montre & celle du lieu où l'on est, répond à la différence des longitudes. Si, par exemple, étant parti de Paris, on est arrivé à Vienne en Autriche, on doit trouver sa montre en retard de Paris d'une heure, parce que cette Ville étant plus Orientale que Paris de quinze degrés, il est une heure à Vienne, lorsqu'il n'est que midi à Paris: cette derniere remarque est tirée des Etrennes Chronométriques par M. le Roi l'aîné, 1758.

MOYEN *de se faire à soi-même un cadran naturel pour sçavoir qu'elle heure il est, sans avoir ni montre, ni cadran ordinaire ou artificiel.* Il n'est autre chose que la main gauche tendue bien horisontalement au soleil. Pour cet effet, taillez de la longueur du doigt index, ou qui vient après le pouce, à prendre depuis sa racine jusqu'à son extrémité, un brin de paille, ou bien un petit morceau de bois : étendez ensuite la main gauche à plat, & le plus horisontalement qu'il est possible, ayant le pouce couché le long du doigt index. Tenez la paille ou le morceau de bois perpendiculairement entre le pouce & l'index : présentez ainsi la main au soleil, les doigts étant bien également étendus : tournez & arrangez la main de façon que l'ombre du muscle ou chair qui est au-dessous du pouce, parvienne jusqu'à la ligne du milieu de la main. Cela fait, sçachez que l'extrémité de l'ombre de l'aiguille ou paille portant au-bout de l'index, marque cinq heures du matin & sept heures du soir.

La fin de l'ombre de l'aiguille portant au-bout du doigt du milieu de la main, donne six heures du matin, & six heures du soir.

A l'extrémité du doigt suivant appellé annulaire, cette même ombre donne sept heures du matin, & cinq heures du soir.

A l'extrémité du petit doigt, elle donne huit heures du matin, & quatre heures du soir.

Lorsque cette ombre arrive à la premiere jointure du petit doigt, elle donne neuf heures du matin, & trois heures après midi.

Lorsqu'elle arrive à la seconde jointure du petit doigt, elle donne dix heures du matin, & deux heures après midi.

Lorsqu'elle parvient à la racine du petit doigt, elle donne onze heures du matin, & une heure après midi.

Enfin lorsqu'elle descend sur la ligne de la main la plus voisine du petit doigt, elle marque midi.

On pourroit peut être se tromper de onze heures à une heure; mais en recommençant l'opération un quart-d'heure après, on reconnoîtra facilement la vérité, puisqu'il sera aisé de voir si l'ombre descend, ou si elle remonte: si elle descend, elle marquoit onze heures; si elle remonte, elle marquoit une heure.

Quoique ce cadran ne soit point de la derniere précision, il est constant qu'il enseigne l'heure à peu de chose près: il demande ſeulement un peu d'adreſſe, & beaucoup d'attention.

*Voici un autre cadran naturel qui paroîtra peut être plus facile. Tâchez de le bien comprendre.* Levez les mains en l'air à la hauteur de votre viſage : étendez-les, & faites en ſorte qu'elles ſoient autant également élevées qu'il eſt poſſible. Collez vos pouces l'un contre l'autre par leur bout, & écartez le plus que vous pourrez vos mains : tournez enſuite vos mains ainſi perpendiculairement étendues du côté du ſoleil, de façon que l'ombre du doigt du milieu de la main gauche, porte ſur les doigts de la main droite.

Si l'extrémité de cette ombre ſe termine au bout du doigt du milieu de la main droite, il eſt ſix heures du matin ou du ſoir.

Si elle ſe termine au bout de l'index, il eſt ſept heures du matin, ou cinq heures du ſoir.

Si elle ſe termine à la premiere jointure de l'index, il eſt huit heures du matin, ou quatre heures du ſoir.

Si elle ſe termine à la ſeconde jointure

de l'index, il est neuf heures du matin, ou trois heures du soir.

Si elle se termine à la troisieme jointure de l'index, il est dix heures du matin, ou deux heures après midi.

Si elle se termine à la racine de l'index, il est onze heures du matin, ou une heure après midi.

Si elle se termine au milieu du grand muscle ou chair qui sépare le pouce de l'index, il est midi.

Ce cadran n'est sûr que les jours des équinoxes, ainsi que quelques jours avant & après le 21 Mars, & le 23 Septembre, parce qu'alors le soleil se leve, & se couche à six heures ou environ : hors ces deux temps on se tromperoit.

NAGEOIRES, *ou moyen de nager sans courir risque de se noyer.* Prenez un morceau de liége de la meilleure & de la plus légere espece : coupez-le en forme d'ovale, & de la grandeur d'un empan : élevez-en le bord d'un côté considérablement, en y appliquant une autre piece, au cas que le liége ne soit pas assez épais : creusez tant soit peu l'autre côté, de façon qu'il puisse s'adapter aisément au côté gauche de la poitrine: faites-en de même d'un autre morceau tout pareil pour le côté droit. Suivez la même méthode pour deux autres morceaux semblables, afin de couvrir l'une & l'autre épaule: couvrez toutes ces pieces, de cuir ou de parchemin, ou de toute autre chose propre à empêcher l'eau d'y entrer: cousez-en bien les bords, & tout le tour de la cavité: joignez les deux pieces des épaules par une courroie assez longue, & à chacun de leurs côtés, & réunissez-les aux pieces de la poitrine par de semblables courroies qui prennent par-dessus les épaules & sous les aisselles: unissez ensuite ces dernieres pieces par deux courroies fermées par une boucle. Il faut que ces courroies soient d'un cuir souple & docile, de la largeur de trois doigts & que le plus gros bout de la piece ovale soit par-dessus. Toutes ces pieces doivent être proportionnées à la taille & à la grosseur de ceux à qui elles sont destinées. Armé de cette nouvelle machine, vous pourrez sans risque courir les rivieres pour votre plaisir, & même échapper au naufrage sur la mer, pourvu que vous ne soyez pas trop éloignés des côtes. Depuis que l'invention de ce préservatif a été connu du Public, plusieurs personnes en Angleterre s'en sont munies, & en ont voulu faire l'essai sous le pont de la Tamise, où il y a une chûte d'eau considérable. D'abord deux hommes munis de leurs jaquettes de liége, passerent sous les arches sans se servir ni de leurs bras, ni de leurs jambes, l'un d'eux ayant un sabre nud à la main. On vit ensuite paroître deux hommes & une femme, un bonnet sur la tête, garni de rubans couleur de rose, avec leurs corsets de liége: ils furent suivis par deux hommes: ils danserent tous, un temps considérable dans le courant, à la vue d'un millier de spectateurs, qui les entouroient dans des bateaux Un de ces hommes présenta des pommes aux Dames, mangea un morceau de pain & de fromage, & tira un coup de pistolet. Ce spectacle n'avoit rien d'indécent: ils avoient tous des chemises de flanelle & des caleçons de toile.

AUTRE *moyen de traverser une riviere à la nage sans sçavoir nager* Prenez huit vessies de cochon ou de bœuf que vous enflerez aux trois quarts: bâtissez-les,

& les assujettissez entre deux toiles fortes qui les embrassent : ces vessies sont mises quatre à quatre de chaque côté : l'une de ces toiles aura un pied de longueur & assez de largeur pour atteindre d'une épaule à l'autre. On y fera par le haut deux épaulettes qui passeront pardessous les bras, & après avoir emboité toute l'épaule, s'attacheront par derriere avec des courroies ou des boutons ; en sorte que cette toile couvrira l'estomac, & depuis le col jusqu'au nombril. C'est sur cette premiere toile qu'on placera les vessies, quatre à droite, & quatre à gauche, laissant entre les deux rangées, vers le milieu, un petit intervalle de quatre pouces environ de largeur, pour que l'estomac puisse s'y loger. Après avoir enflé ces vessies à-peu-près aux trois quarts, comme on l'a dit, on mettra par-dessus un autre quarré de toile neuve semblable au premier, qui recouvrira ces vessies, & que l'on coudra parfaitement à la premiere toile sur tous les bords, & même entre les intervalles des vessies & au milieu de l'estomac. Si on n'enfle pas entiérement les vessies, c'est afin qu'elles puissent mieux s'arranger entre les deux toiles :

cela formera comme deux poches, une sous chaque mammelle. Comme ces vessies ont chacune un cou assez long par où on les enfle, il est aisé de faire passer ce cou à travers la toile qui les recouvre, & de l'arrêter en faisant quelques points avec une aiguille, sans pourtant percer en-dedans du cou, ce qui est facile, parce que la vessie est toujours un peu charnue en cet endroit, & qu'une aiguille fine peut aisément entrer dans la chair, sans percer tout-à-fait la vessie. Dès que le cou des vessies sortira des poches, on aura la facilité de les enfler & désenfler quand & autant qu'on le voudra, afin que la poche de la toile soit bien pleine & bien tendue. Le volume de ces huit vessies, sera à-peu-près équivalent à un demi-pied cubique d'air, & vaudra dans l'eau un poids qui répond à 35 livres de pesanteur. Ainsi tout homme qui aura deux poches semblables bien ajustées sur son estomac, & qui ne pourront jamais se déranger, étant attachées comme on vient de le prescrire, ne courra aucun risque de se noyer, quelque large & profonde que soit une riviere qu'il voudra traverser à la nage. Avec cet attirail on est parfaitement soutenu : & on peut même, si on le veut, porter sur sa tête sans danger, un paquet de plus de 20 livres pesant. Si on veut mettre ces especes de nageoires par-dessus les vêtemens, on le peut faire sans qu'ils nuisent en rien, pourvu qu'on ait toujours les bras libres pour diriger les mouvemens du corps vers le côté où l'on veut aller. Ce moyen est pareillement excellent pour apprendre à nager.

## ŒUFS.

*Moyen de tenir frais les œufs pendant quelques jours.* D'abord, il faut qu'ils soient nouvellement pondus, ensuite mettez-les dans de l'eau fraîche, & de maniere que l'eau passe par-dessus les œufs, & changez-les d'eau tous les jours, ou bien mettez-les dans des pots; & versez dessus de la graisse de mouton fondue, mais point trop chaude. De cette maniere on peut les conserver frais pendant plus d'un mois. On peut encore, pour conserver des œufs frais sans altération un mois & plus, les faire cuire à l'ordinaire : au bout de ce temps, on les remet en eau bouillante, comme s'ils n'étoient pas cuits : ils se tournent en lait de même que le premier jour. Au reste, les œufs les plus propres à garder, sont ceux qui viennent dans le mois d'Octobre.

## OISEAUX.

*Moyen de conserver le corps & le plumage des oiseaux.* Lorsqu'on a un oiseau nouvellement tué & d'un beau plumage, & qu'on veut le conserver par curiosité; il faut s'y prendre de la maniere suivante.

Ouvrez lui le ventre avec des ciseaux, depuis la partie inférieure de la poitrine jusqu'à l'anus: tirez-en les intestins, le foie, le gesier, & remplissez le vuide qui reste avec la composition suivante. Du sel commun, une livre; d'alun en poudre, quatre onces; de poivre en poudre, deux onces; mêlez le tout ensemble, rapprochez ensuite les levres de la plaie, faites-y une suture pour retenir la composition. Remplissez le gosier de l'oiseau depuis le bec jusqu'au gesier, de la même composition, par le moyen d'une plume. Percez la tête près de la racine de la langue avec la pointe des ciseaux, & après en avoir tiré le cerveau, remplissez-en le vuide avec le même mélange : ne touchez ni aux cuisses, ni aux aîles, & laissez-les dans leur état naturel. Après avoir ainsi rempli l'oiseau, pendez-le par les jambes pendant deux jours, pour que les sels pénetrent avec plus de facilité les muscles & les ligamens qui lient les vertebres du cou. Placez-le ensuite dans l'attitude où vous voulez qu'il soit, & assurez-le par le moyen de deux fils d'archal, dont l'un passe par l'anus, & l'autre par la tête. A l'égard des pieds on les assure avec des pointes; & après l'avoir laissé un mois dans cette situation, pour lui donner le temps de sécher, vous le placez sur un petit support de bois, sur lequel vous l'assurez par les pieds avec de bonnes pointes. Pour perfectionner la figure, il faut lui mettre des yeux d'émail, que l'on fait tenir avec de l'eau gommée.

OISEAUX. *Secret pour prendre les oiseaux à la main.* Mêlez de l'ellebore blanc parmi la nourriture dont vous voulez vous servir pour appâter vos oiseaux : à peine ils en auront pris qu'ils tomberont tous étourdis. Ou bien prenez du grain : mettez-le tremper dans de la lie de vin, ou dans une décoction d'ellebore blanc avec du fiel de bœuf. On prend à cet appât des perdrix, & même des oies sauvages & des canards.

## OLIVIERS.

*Préservatif contre les chirons qui détruisent les oliviers des provinces Méridionales de France & du Comtat d'Avignon.* Les chirons sont de petits vers qu'on ne connoissoit pas autrefois, & qui par leur grande multiplication ont fait périr depuis peu beaucoup d'oliviers, & on a remarqué que le grand froid ne fait point périr ces insectes. La dépense du remede est modique, & l'effet très-sûr; mais il faut un peu de patience pour l'appliquer efficacement.

Faites bouillir cinq pots ou grandes pintes d'eau de fontaine pesant environ deux livres le pot. Quand elle bout bien, versez-la dans un chaudron de cuivre, où vous aurez mis à-peu-près dix livres pesant de suie de cheminée; la plus fine est la meilleure. Ajoûtez-y la même quantité d'eau fraîche. Faites fermenter le tout ensemble au soleil, à l'air, pendant vingt-quatre heures. Tirez ensuite la liqueur au clair, & jettez-y un pot de vinaigre. Le remede est fait. Ensuite faites élaguer vos oliviers comme s'ils n'avoient point de mal. Etant éclaircis, vous découvrirez aisément toutes les niches des chirons, vous ouvrirez ces trous avec un couteau fourchu; vous abreuverez bien chaque trou de votre liqueur avec un pinceau, & tous les vers périront dans la minute.

*Ce remede a été communiqué par un Chanoine de la Cathédrale de Carpentras.*

## OREILLE.

*Dureté d'oreille. Remede.* Prenez un oignon, fendez-le, tirez-en le germe: puis rejoignez l'oignon avec un fil, remplissez le vuide de camomille: faites cuire l'oignon dans les cendres chaudes. Lorsqu'il est cuit, exprimez-en le suc, & faites-le instiller dans les oreilles.

ORIENTER. (S') *Moyen de s'orienter dans des lieux ou campagnes où l'on se trouve pour la premiere fois. Nous entendons par s'orienter, trouver les quatre points cardinaux; sçavoir, le Nord ou Septentrion, le Sud ou Midi, l'Est ou l'Orient, l'Ouest ou le Couchant.*

1°. Si on a une boussole, on s'orientera bien facilement; car il n'y a qu'à faire bien attention à la déclinaison de l'aiguille aimantée, & observer vers quels points cardinaux elle tourne : on les voit marqués sur la boussole.

2°. Si l'on n'en a point, on peut s'orienter aisément les jours des Equinoxes, qui sont le 21 Mars & le 23 Septembre, & quelques jours avant & après. Pour cet effet, on doit observer, le matin & le soir, l'endroit de l'horison où le soleil se couche, & l'endroit où il se leve, parce qu'il se leve au point de l'Orient, & qu'il se couche précisément au point du Couchant : on aura donc sûrement l'Orient & l'Occident, en imaginant une ligne qui passe de l'Orient en Occident : en tirant ensuite dans l'imagination une autre ligne qui coupe la premiere, par le milieu, à angles droits, c'est-à-dire qui forme une croix parfaite, les extrémités de cette derniere ligne donneront le Septentrion & le Midi. Le soleil Septentrional est celui qu'on a à gauche, en tournant le visage du côté de l'Orient; & le Méridional est à la droite. Mais comme les Equinoxes n'arrivent que deux fois l'année, ayons recours à quelqu'autre moyen plus général.

1°. La nuit on peut s'orienter quand le temps est serein par l'étoile polaire : c'est celle qui est à la queue de la petite ourse. Comme cette étoile est toujours au Nord, en la regardant on voit le Septentrion, on tourne le dos au Midi, l'Orient est à droite & le Couchant à gauche. S'il étoit impossible d'observer l'étoile polaire, il suffiroit d'en voir une de la grande ou de la petite ourse.

2°. On peut encore s'orienter en tout temps, & le jour & la nuit par la qualité des vents. Le vent froid vient du Nord, où le soleil n'est jamais : le vent chaud vient du Midi, qui est toujours échauffé par le soleil : le vent frais & sec vient de l'Orient, où se trouve le grand continent de l'Asie : enfin le vent humide & pluvieux vient de l'Occident, parce qu'il passe sur une étendue considérable de mer. Ce moyen suffit pour guider toutes les personnes au défaut de la boussole.

## PAUVRES.

*Moyen pour les riches & les Seigneurs des terres, de pourvoir à la subsistance des pauvres dans un temps de famine par la disette du bled.* Ce moyen consiste dans une méthode qui a été exécutée par les ordres de Son Altesse Sérénissime Monseigneur le Duc d'Orléans, en 1752, en faveur des pauvres de son appanage, & selon laquelle on peut faire à très-bas prix de la soupe au riz pour cinquante personnes, les enfans de huit ans & au-dessous compris deux pour une. Après qu'on a fait venir du riz des Villes où l'on peut l'avoir à meilleur marché, comme de Nantes, Marseille, on doit s'y prendre de la maniere suivante.

Il faut un chaudron de cuivre de la consistance de 39 à 40 pintes, mesure de Paris : s'il est plus grand, il y aura moins à craindre que l'action du bouillonnement qui donneroit lieu à répandre ne fit contracter l'odeur de la fumée. L'on mettra dans ce chaudron neuf pintes d'eau, & quand elle sera chaude, on y jettera six livres de riz qu'on aura eu soin de bien laver avec de l'eau chaude. Le riz étant sur le feu, il faudra avoir attention de le faire cuire lentement, & de le remuer sans cesse pour empêcher qu'il ne s'attache au fond.

A mesure que le riz crevera & qu'il s'épaissira, on y versera successivement & par intervalles de temps, dix-neuf pintes d'eau chaude, en observant de ne verser à chaque fois que deux pintes d'eau pour ne point noyer le riz.

Pour faire crever & revenir le riz sur le feu, il faut environ une heure, & c'est pendant ce temps qu'on doit l'humecter & lui faire boire successivement les dix-neuf pintes d'eau chaude. Cela étant fait, il faut laisser le riz sur le feu pendant deux autres heures pour le faire cuire lentement, & à petit feu, en observant toujours de le remuer sans cesse.

Le riz étant bien cuit & revenu, on y mettra six pintes de lait, & trois-quarterons de sel, en observant de remuer le tout pendant une demi-heure, sans discontinuation.

On ôtera ensuite le chaudron de dessus le feu pour y mettre peu de temps après, six livres de pain blanc un peu rassis coupé dès la veille en soupes très-minces, en observant de le mêler avec le riz, de maniere qu'il aille jusqu'au fond pour s'imbiber & faire corps ensemble.

La distribution doit se faire sur le champ pour trouver les cinquante portions, qui seront; sçavoir, chaque portion de deux cuillerées chacune d'un quart de pinte par grande personne & enfant au-dessus de huit ans, & une cuillerée de semblable mesure d'un quart de pinte aux enfans de huit ans & au-dessous; le tout à la prudence des distributeurs.

En distribuant ce riz, on aura soin de le remuer avec la cuillier, & de prendre au fond du chaudron, pour que la distribution se fasse également tant en riz qu'en pain. On avertit ceux qui ne mangeront pas sur le champ leur portion, de la faire réchauffer à petit feu, en y mettant un peu d'eau ou de lait, pour la faire revenir & la rendre plus profitable.

L'on pourra augmenter ou diminuer ce que dessus, à proportion & suivant le nombre des personnes.

Ceux qui auront une distribution plus forte à faire, trouveront de l'avantage à ne se servir que d'une seule chaudiere plutôt que de partager la dose en deux chaudrons, on pourra pourtant, faute d'en trouver d'assez grandes, en mettre deux & un plus grand nombre au même feu, en observant les proportions pour la quantité d'eau, lait, riz & sel. Au reste, l'expérience a fait connoître que le pain bis fait évanouir la qualité du riz & même l'aigrit.

Il faut observer encore que le lait qui seroit trop vieux, tournant sur le champ, causeroit les mêmes mauvais effets. On se sert en quelques endroits de beurre au lieu de lait; une demi-livre de beurre tient lieu de six pintes de lait: on peut alors faire usage du pain bis-blanc, aulieu de pain blanc. Les vingt-huit pintes d'eau, mesure de Paris, reviennent à vingt-quatre pintes, mesure d'Orléans.

MÉTHODE *pour faire de la bouillie au riz pour les enfans à la mamelle.* On doit avoir un demi-septier de lait, un demi-septier d'eau, un gros & demi de sel, une once & demi de farine de riz. Il faut faire délayer la farine avec le lait, l'eau & le sel, faire bouillir le tout jusqu'à ce qu'il commence à y avoir une croûte légere au fond du poelon, l'ôter ensuite de dessus la flamme, & le mettre un quart-d'heure ou environ sur la cendre rouge. On remettra ensuite cette bouillie sur la flamme jusqu'à cuisson parfaite, laquelle se connoît à l'odeur, & lorsque la croûte qui est au fond du poëlon est fort épaisse, sans cependant qu'elle sente le brûlé.

Au moyen du détail que l'on vient de faire, il est aisé de calculer ce qu'il en coûtoit pour la nourriture de cinquante personnes: sçavoir;

| | | |
|---|---|---|
| 6 liv. de riz à 4 s. | 1 l. | 4 s. |
| 6 liv. de pain à 3 s. | | 18 |
| 6 pintes de lait. | | 12 |
| 3 quarterons de sel, | | 8 |
| Bois. | | 4 |
| *Total.* | 3 l. | 6 s. |

C'est sur le pied de quinze à seize deniers par tête, en comptant deux enfans au-dessous de huit ans pour une seule tête. Dans les Paroisses de la Beauce où le bois est cher; on donnoit deux sols de plus, au lieu de quatre.

Dans les Paroisses où l'établissement des soupes au riz n'avoit pu avoir lieu, on donna de la farine de riz que l'on faisoit moudre à cet effet; l'expérience ayant fait connoître que, si l'on eût donné du riz en grains, bien des gens ignoroient la maniere d'en faire du pain. Enfin cette méthode imaginée par l'humanité envers les pauvres, eut un si grand succès, qu'une somme de trente mille livres fut capable de fournir pendant quatre mois & plus, aux besoins les plus pressans de plus de dix-sept mille pauvres, à qui cette admirable charité, digne de mémoire, sauva la vie.

## POIRES.

*Méthode pour faire sécher les poires, & les conserver long-temps.* Pour cet effet, on doit prendre particuliérement les poires d'hyver, & parmi celles-là, la poire de Colmar & celle de Bezi. Ce sont les meilleures à faire sécher : on cueille ces poires avant qu'elles soient tout-à-fait mûres, comme on le fait pour tous fruits d'hyver que l'on veut conserver. Cette récolte dans les provinces Méridionales de l'Europe se fait à la fin de Septembre, ou au commencement d'Octobre ; & dans les provinces Septentrionales, un mois plus tard. Il est essentiel de les cueillir avec leurs queues, & de choisir un beau jour pour cela.

La meilleure façon de faire sécher les poires, est de les peler; mais auparavant les faire à demi-cuire dans un

chaudron

chaudron d'eau bouillante, jusqu'à ce qu'elles viennent à mollir un peu. Après on doit les mettre sur des claies pour les faire égoutter. Ensuite on les pele en entier, ayant soin de leur laisser la queue : à mesure qu'on les pelera, il les faut mettre sur des plats la queue toujours en haut : elles y jetteront un sirop qu'on ramassera & qu'on mettra dans un vaisseau particulier.

On mettra ensuite ces poires pelées sur des claies bien propres dans un four, dont la chaleur sera douce, comme lorsqu'on vient de retirer le pain. On les y laissera tant que le four aura de chaleur, c'est-à-dire, l'espace d'environ dix à douze heures. Pendant ce temps, on préparera le sirop que l'on aura ramassé, en y mettant une demi-livre de sucre, sur une livre de sirop, & chopine d'eau-de-vie avec de la canelle, & des clous de girofle. On fera infuser le tout ensemble pendant dix à douze heures sur des cendres chaudes.

Après avoir retiré les poires du four, vous les tremperez dans ce sirop, pour leur donner une espece de vernis, & vous les remettrez ensuite au four pour la seconde fois avec le même degré de chaleur douce; car si elle étoit trop forte, le fruit en seroit brûlé. Il faut avoir soin que les poires soient toujours bien rangées sur les claies la queue en haut, & sans se toucher entr'elles: à mesure qu'elles sécheront, elles occuperont moins de place, & l'on en pourra mettre une plus grande quantité sur la même claie.

Lorsqu'on les aura retirées du four pour la seconde fois, on les trempera de nouveau dans le sirop pour leur donner une seconde couche de vernis; après quoi, on les remet encore une troisieme fois au four, en le chauffant moins cette derniere fois que les autres: on les y laisse jusqu'à ce qu'on juge qu'elles sont suffisamment seches. On reconnoît qu'elles sont au degré convenable, lorsqu'elles ont acquis une couleur de caffé clair, que la chair en est ferme, transparente & bien luisante. On met alors ces poires dans des boëtes de sapin, on les y enveloppe dans du papier blanc, elles s'y conserveront très-long-temps: ce sera un fruit sec, admirable, & d'un goût parfait; si on ne le mange que quelques mois après qu'il aura été ainsi séché, elles vaudront les meilleures confitures. Cette méthode n'eſt point diſpendieuſe, comme on voit, & ne demande que quelques ſoins ; & elle eſt d'un grand ſecours pour ceux qui vivent à la campagne, où l'on a d'ailleurs la commodité des fours.

On peut ſe ſervir de la même méthode pour les pêches, en obſervant de choiſir de l'abricotée ou admirable jaune, & de l'alberge jaune ; mais rarement des autres eſpeces.

## POISSON, EMPOISSONNEMENT.

*Moyen pour remplir facilement un canal ou un étang de différentes ſortes de poiſſons.* Vers la fin du mois d'Avril ou au commencement de Mai, il faut prendre la racine d'un de ces ſaules qui viennent ſur le bord de l'eau, & la choiſir bien garnie de fibres ou de petites branches : on en ôte exactement toute la terre, & on l'attache à un poteau, ou à une perche qu'on a dreſſée dans un étang peuplé de l'eſpece de poiſſon que l'on veut avoir. Bientôt le poiſſon s'aſſemblera autour de la racine de ſaule : il y dépoſera ſon frai & ſes œufs qui s'embarraſſeront dans les fibres ou les filamens de la racine. Quelques jours après, on retire la perche & la racine de l'étang, & on les transporte dans la piece d'eau que l'on veut empoissonner. On y ajuste la racine de saule, de maniere qu'elle sorte d'environ trois pouces au-dessus de la surface de l'eau. Quinze ou dix-huit jours après, on apperçoit quantité de petits poissons nager autour de la racine. Si on veut peupler plus d'une piece d'eau, il faut avoir attention de ne pas laisser trop long-temps dans la premiere la racine de saule, parce que la chaleur du soleil feroit éclorre tout le frai, & qu'aussitôt qu'il est animé, il se détache de la racine.

MOYEN *de faire venir beaucoup de poisson à l'endroit où l'on veut pêcher.* Prenez un quarteron de fromage vieux de Hollande ou de Gruyere, n'importe lequel des deux; broyez-le dans un mortier, avec de la lie d'huile-d'olive, & mêlez-y du vin peu-à-peu, jusqu'à ce que votre composition ait acquis la consistance d'une pâte un peu épaisse, vous y joindrez pour un sol d'eau de rose. Faites avec cette pâte de petites boulettes de la grosseur d'un pois tout au plus, que vous jetterez dans l'eau à l'endroit précisément où vous vous proposez de jetter l'épervier ou tout autre filet. Mais si c'est le soir que vous voulez pêcher, jettez votre amorce le matin ; & le soir, si c'est le lendemain matin que vous voulez prendre ce plaisir. Le poisson, qui est fort avide de cette amorce, accourt en foule pour la manger, & reste long-temps dans le même endroit, dans l'espoir d'en trouver encore : alors jettez l'épervier, & soyez sûr que vous verrez un très-beau coup de filet.

## POMMES.

*Moyen de préserver les pommes de la pourriture, & de les conserver pendant un an entier.* Il faut d'abord choisir toutes celles qui sont parfaitement saines, & les porter dans une chambre où on les posera sur des claies en les séparant exactement les unes des autres. La porte & les fenêtres de cette chambre, seront parfaitement closes. On y allumera du feu avec du bois de sarment, & l'on aura soin qu'il fasse beaucoup de fumée, & qu'elle remplisse toute la chambre : ce que l'on doit faire pendant quatre ou cinq jours. Les pommes étant ainsi séchées par cette fumée, qui, en même temps, les couvrira d'un sel fin imperceptible, on les mettra dans une caiſſe avec de la menue paille de froment, obſervant qu'elles ne ſe touchent point, & finiſſant comme on aura commencé par un lit de la même paille : on fermera la caiſſe. Il eſt certain que par cette méthode les pommes ſe conſerveront dans toute leur bonté pendant une année entiere.

POMMES *qui auront le goût du muſcat.* Prenez de la fleur de ſureau ſeche, & couvrez-en un lit de pommes; mettez encore des pommes, couvrez-les de cette fleur : couvrez la caiſſe, au bout de vingt-quatre heures les pommes auront acquis le goût du muſcat & le plus parfait.

PORCELAINE.

*Maſtic pour rejoindre les vaſes de porcelaine caſſés.* Prenez une tête d'ail bien pelée, & écraſez-la ſoigneuſement pour en faire une eſpece de gomme. Frottez de cette gomme les fractures des morceaux de porcelaine; uniſſez-les exactement; aſſurez-les enſuite avec du fil proportionné à la force de la piece. Lorſque le morceau eſt ainſi accommodé, mettez-le dans une suffisante quantité de lait pour qu'il surnage, & faites-le bouillir pendant quelque temps. Après cette opération la porcelaine est parfaitement recollée & d'aussi bon service qu'auparavant; sans que l'ail qui a servi, communique son goût aux choses qu'on y voudra mettre.

## POULES. (*Pepie des*)

*Moyen de guérir les poules de la pepie.*

Lorsqu'un poulet commence à baisser les aîles, ou même aussitôt qu'il ne les serre plus exactement contre son corps, il faut le prendre, & sur le champ examiner sa tête avec attention. On y trouvera deux ou trois poux, plus ou moins, qui sont bruns, & très-petits d'abord; mais qui dans fort peu de jours, parviennent à ronger tellement la tête, qu'ils s'arrondissent, & sont aussi gros que de la graine de choux ou de navet. Cet insecte est la véritable & l'unique cause de la pepie. Pour le tuer, il ne faut que laisser tomber une goutte d'huile de baleine sur la tête du poulet, & frotter un peu pour l'étendre. Les poux creveront dans l'instant; & le poulet n'aura jamais ni poux, ni pepie.

Les poules y remédient souvent elles-mêmes, soit en se grattant, soit en s'ôtant les poux les unes aux autres, comme on le voit quelquefois en y faisant attention; mais le plus sûr est d'avoir recours à l'huile de baleine, & le remede est infaillible, quand l'animal seroit à l'extrémité.

## PUCES.

*Maniere de se défaire des puces.* Les personnes tourmentées des puces seront charmées d'apprendre un moyen fort aisé & peu dispendieux pour attrapper ces insectes, pour ainsi dire, par boisseaux; & ensuite les tuer: le voici.

Couvrez le plancher des chambres, avec des feuilles d'aulne couvertes de rosée. Lorsque cet arbre bourgeonne, les feuilles contiennent une espece de suc gras & tenace, auquel les puces adherent comme les petits oiseaux à la glu: ce qui fait qu'on prend facilement toutes les puces d'un lieu; après quoi, on n'a qu'à jetter dans un feu clair toutes ces feuilles. On peut employer cet expédient contre les punaises avec les semences de staphisaigre, que l'on apporte des pays chauds, & que l'on vend chez les Droguiſtes : il faut les réduire en poudre, & répandre cette poudre dans les lits : en deux ou trois nuits, ces inſectes deviendront comme des rognures de parchemin.

## PUNAISES.

*Remede pour faire mourir les punaiſes domeſtiques.* Il faut mettre dans un réchaut plein de charbons allumés, une demi-once de *galbanum*, & autant d'*aſſa fœtida.* Ces drogues ſont des sucs gommeux qu'on exprime de certaines plantes, & qui ſe trouvent chez les Apothicaires. Après avoir levé les couvertures, les matelas, les ſommiers ou paillaſſes, & juſqu'aux barres du lit que l'on met à terre, on tient la chambre bien cloſe, & l'on bouche avec un drap l'ouverture de la cheminée : il faut faire cette opération de grand matin, pour n'ouvrir la chambre que le ſoir à l'heure qu'on veut ſe coucher. A l'inſtant que la vapeur des drogues s'exhale, les punaiſes tombent ſans mouvement ; & s'il en reſte quelques-unes, un jour ou deux après on les trouve toutes deſſéchées. Une once de ces drogues ſuffit pour la fumigation de deux lits, ou de deux chambres. Si par hasard il est échappé quelques-uns de ces insectes, on réitere l'opération. Le temps le plus propre à la faire, est celui des grandes chaleurs. Des expériences réitérées ont confirmé le succès & l'efficacité de ce remede, qui a été enseigné par un Médecin.

AUTRE *remede tiré des Mémoires de l'Académie de Stockolm de l'an* 1743. Prenez sel ammoniac, une livre; alkali ou potasse, une livre & demie; de la chaux vive, demi-livre; verd-de-gris commun, un quarteron. Pulvérisez chacun de ces ingrédiens séparément, mêlez-les promptement dans un grand mortier de pierre: mettez-les ensuite dans un petit alambic de cuivre: versez-y une pinte de bonne eau-de-vie, & après avoir mis le chapiteau, luttez-le avec une vessie mouillée que vous entortillerez avec de la ficelle: distillez lentement à travers un vaisseau rempli d'eau fraîche: garnissez encore avec de la vessie mouillée l'endroit où le tuyau passe dans le récipient, pour verser ce que vous aurez retiré par la distillation. Apprêtez une bouteille où vous aurez mis du verd-de-gris crystallisé réduit en une poudre très-fine : remuez votre liqueur jusqu'à ce que le verd-de-gris dont vous prendrez une dragme pour un quart d'esprit, soit entiérement dissout.

Pour faire usage de cette liqueur, servez-vous d'une seringue dont le canon soit fort mince, afin que vous puissiez en jetter jusques dans les plus petites crevasses. Non-seulement les insectes sont tués dans un instant, mais leurs œufs périssent infailliblement.

Il faut encore remarquer que l'absinthe, la rue, l'aurone, la sarriéte, la lavande, la coriandre verte, & généralement toutes choses d'une odeur forte, chassent ces insectes ainsi que les puces : elles ne tiennent point contre ces simples, soit que vous les mettiez seulement sous vos coussins, ou qu'en ayant fait une décoction dans du vinaigre, vous en frottiez le bois de lit.

L'huile d'aspic est encore un excellent remede, si on frotte avec une petite quantité de cette huile tous les endroits où viennent ces insectes. L'odeur est à la vérité incommode, mais deux ou trois jours suffisent pour la faire évaporer ; mais il faut en même temps fermer les portes & fenêtres, & boucher les cheminées des endroits où l'on met de cette huile.

Autre *moyen*. Prenez de l'esprit de vin rectifié & bien deflegmé, un demi-septier, & autant d'huile nouvellement distillée, ou d'esprit de térébentine: mêlez-les bien ensemble, & ajoûtez-y une demi-once de camphre rompu par petits morceaux, qui s'y dissoudra au bout de quelques minutes. Remuez bien le tout. Trempez-y ou un pinceau, ou une brosse, & frottez-en les endroits infectés de ces insectes.

## Rats et Souris.

*Secret pour les détruire.* On remplit d'eau un grand vase de terre qui ait le ventre large & l'embouchure étroite: on y laisse environ trois ou quatre doigts de vuide au bord; on couvre la surface de l'eau d'un morceau de liége flottant, ou d'une pellicule très-mince: on y met ou de la farine, ou du fromage, ou quelqu'autre amorce. Les rats attirés par l'odeur, & trompés par la solidité apparente de la surface qui leur présente un mets de leur goût, y courent, enfonçent & se noient.

AUTRE. On coupe plusieurs morceaux de parchemin que l'on roule & dont on fait, en les cousant, ou en les collant de petits capuchons taillés de maniere que la tête du rat puisse y entrer sans peine. Au fond de chaque capuchon on met des morceaux de noix, du fromage ou d'autres amorces, & tout l'intérieur est enduit de poix liquide ou de bonne glu. On distribue ces capuchons au tour des trous où l'on soupçonne des rats. Bientôt ils vont tous s'enfroquer, & cherchant d'abord à se sauver, pendant qu'ils courent de côté & d'autre dans cet équipage incommode, on peut les assommer facilement avec un bâton, parce que ne voyant goute ils ne peuvent regagner leurs trous.

AUTRE *remede pour détruire les souris qui ravagent les champs.* Il faut mêler ensemble la huitiéme partie d'un boisseau de farine d'orge, une livre de racine d'ellebore blanc & quatre onces de *staphisagria*: on doit passer le tout par un gros tamis, puis y ajoûter, une demi-livre de miel, & une suffisante quantité de lait pour réduire le tout en pâte. On rompt cette pâte en très-petits morceaux comme de la graine, & on la répand sur le champ dans le temps à-peu-près où l'on sçait que les souris doivent paroître: elles ne manqueront pas d'en manger & périront infailliblement.

MANIERE *d'attraper tous les rats d'une maison*. Le premier pas qu'il faut faire est d'attirer ensemble tous les rats dans un lieu convenable avant que d'entreprendre de les détruire. Un des moyens les plus efficaces & facile à pratiquer est de traîner quelques morceaux de leur nourriture la plus favorite qui doit être de l'espece dont l'odeur est la plus forte, comme du fromage, ou du harang grillé, depuis les trous jusqu'à l'entrée du lieu ou petite chambre où l'on veut les attirer. Aux deux extrémités de cette traînée il faut répandre une petite quantité de farine ou de quelqu'autre de leur nourriture, pour en amener au piége un plus grand nombre. Et dans ce lieu on placera un repas plus abondant & diversifié; on réitére ce repas deux ou trois nuits de suite. Celui qui se charge de cette opération doit avoir attention de supprimer, ou d'empêcher que l'odeur de ses pieds & de son corps ne soit senti par les rats, & doit effacer cette odeur par d'autres d'une nature plus forte: il doit se couvrir les pieds avec des lambeaux frottés *d'assa fœtida*, ou autres substances d'une odeur très-forte: car sans cette précaution on risque de ne pas réussir, puisque les rats évitent les endroits où ils sentent l'odeur des pieds humains. On réussira encore plus facilement si l'on peut avoir de l'huile *Rhodium*, qui a la vertu extraordinaire d'attirer ces animaux bien plus que l'*assa fœtida* ou toute autre chose: mais comme cette huile est chere, on en répand en très-petite quantité dans le lieu & sur l'entrée où l'on veut rassembler les rats, surtout lorsqu'on veut les rassembler pour la derniere fois. Celui qui fait l'opération doit déguiser sa figure aussi bien que son odeur: il doit mettre une espece de robe d'une seule couleur blanchâtre qui cache la forme naturelle & le fait paroître comme un poteau ou quelque chose d'inanimé. Cette robe doit être parfumée pour déguiser l'odeur de la personne : il doit avoir soin de ne point remuer jusqu'à ce qu'il ait rassemblé tous les rats. Quand ils sont ainsi rassemblés on les laisse se regaler de ce qu'ils aiment le mieux & on les laisse en aller tranquillement deux ou trois soirées, pour pouvoir les attirer tous.

Quand ils sont tous ramassés ensemble & qu'on veut les prendre, on se sert de divers moyens. Le plus simple est de les attirer dans un grand sac dont l'entrée est assez grande pour couvrir à-peu-près tout le plancher du lieu ou cabinet où ils sont rassemblés, cela se fait en frottant d'huile de *Rhodium* un vaisseau placé au milieu du sac, ou en mettant dans le sac des appât de nourriture : ce sac est étalé tout plat sur le plancher avec son entrée ouverte ; dès que les rats y sont entrés, on tire subitement un cordon qui le ferme exactement, on tient un baquet un peu profond tout prêt & plein d'eau dans lequel on verse tous les rats que l'on y fait noyer après l'avoir couvert.

D'autres, au lieu du sac, empoisonnent les rats en mêlant dans la pâtée qui leur est préparée du *coculus indicus*. On en prend quatre onces, deux onces de farine d'avoine, & deux onces de miel, le tout pétri & reduit en pâte humide avec de la bierre forte. D'autres se servent de la noix vomique; ces deux compositions réussissent également. Par ce moyen bien conduit on peu prendre tout à la fois presque tous les rats qui sont dans une ferme ou autre maison quelconque, & dans les bâtimens voisins.

MOYEN *facile pour exterminer les rats & les souris*. Il faut brûler dans les chambres & dans les greniers qu'on veut purger de ces animaux incommodes trois ou quatre poignées de bruyere un peu verte, de façon que la bruyere puisse pénétrer facilement dans tous les coins & recoins, & on en sera bientôt défait.

AUTRE *moyen facile*. Pendez au plancher des greniers & autres lieux, ou aux voûtes des caves une pie morte, on assûre qu'aucun rat n'y entrera.

## SOURIS DES CHAMPS.

*Recette pour faire périr les souris musaraignes & mulots, qui rongent & dévorent les grains lors des semailles & les pieds des tiges.* Ces sortes d'insectes privent souvent le laboureur du fruit de ses peines : ils attendent ordinairement pour faire les plus grands ravages que le grain ait commencé a pousser ; ainsi il faut les prévenir & employer un poison qui est efficace pour les détruire.

Prenez la huitiéme partie d'un boisseau de farine d'orge à laquelle vous mêlerez une livre de racine d'ellebore blanc reduite en poudre, avec quatre onces de staphisagria, ou d'herbe aux poux : passez le tout par un tamis jusqu'à ce que le tout soit bien fin. Ajoûtez ensuite à ce mêlange, une demi-livre de miel, & une quantité suffisante de lait pour réduire le tout en une pâte qu'on rompt en plusieurs petits morceaux, & qu'on répand sur le terrein à-peu-près vers le temps où la premiere herbe peut pointer de terre. Il est encore bon de prévenir ce temps, en mettant pendant les grandes chaleurs de l'été un ou deux morceaux de cette pâte à l'entrée de chacun des trous qui servent de taniere à ces insectes. Dans les années humides on pourra employer la composition suivante.

Faites bouillir de l'absynthe dans une suffisante quantité d'eau, où vous aurez fait détremper de la suie. Répandez cette infusion dans les trous que vous rencontrerez sur la superficie du champ. Il faut faire cette opération dans un temps humide : alors le goût & l'odeur dureront jusqu'à ce que la liqueur ait pénétré le réduit des souris, & pour lors elles ne sçauroient résister à l'effet de la suie. Si l'on veut donner plus d'activité à cette espece de poison, on jettera dans chaque trou des petites pierres de chaux vive, sur lesquelles on versera l'infusion de suie. Si le trou n'est pas trop profond, ces insectes n'y résisteront pas, sur tout si on emploie la pâte sur le terrein; car celles qui éviteront la mort en déguerpissant la trouvent en mangeant de la pâte.

## RENARD.

*Moyen de détruire les Renards.* Portez une poule dans un bois : paſſez un fil en las coulant dans une de ſes pattes, qui ſoit aſſez long pour l'étendre à ſix ou ſept pas, attachez-la à un buiſſon. Le chaſſeur s'étant placé ſur un petit arbre, tirera de temps en temps ce fil pour faire crier la poule. Les renards y viendront ſûrement, & il les tuera facilement.

Il faut changer de place tous les deux ou trois jours, & y aller à différentes heures.

## RIZ.

*Maniere de ſe ſervir du riz en place du pain, en faveur des pauvres.* Prenez une livre de riz : mettez-la dans un poelon avec environ quatre pintes d'eau, & deux ou trois oignons fendus en quatre, un peu de poivre, & un carré de mouton coupé en trois ou quatre morceaux ; mettez le tout ſur un feu moderé, & lorſqu'il bouillira ayez ſoin de l'écumer : enſuite laiſſez-le bouillir pendant deux heures environ, ou juſqu'à ce que toute l'eau ſoit tarie : aſſaiſonnez-le avec du ſel ; & ſervez-le ſur un plat ; c'eſt une nourriture qui n'eſt pas chere, qui eſt agréable, & tout-à-fait ſaine.

AUTRE *maniere*. Prenez un quarteron de riz, faites le créver : enſuite mettez-le dans une poele que vous aurez d'abord frotté avec du lard : mettez y un peu de ſucre, & coupez de petites tranches minces de pain dont vous recouvrirez le tout, envoyez cela au four : cela ſuffira pour le dîner de quatre perſonnes.

AUTRE *maniere*. Prenez une demi-livre de riz ; faites-le bouillir dans quatre pintes d'eau ou plus, avec deux livres de collet de bœuf, & quelques légumes à bon marché : cela peut ſervir de nourriture pendant toute une journée à une famille composée de ſix ou ſept perſonnes.

AUTRE *maniere*. On peut encore faire crever le riz dans une ſuffiſante quantité d'eau, de maniere qu'elle ne faſſe que ſurnager. Après avoir écumé, on couvre le vaiſſeau, & on le laiſſe ſur un feu moderé jusqu'à ce que toute l'eau soit tarie : alors on peut manger ce riz au lieu de pain. On le mange froid accommodé de cette façon, à moins qu'on ne le mêle avec du lait ou du beurre : on l'assaisonne seulement de sel selon son goût.

## ROUILLE.

*Secret pour préserver de la rouille les armes à feu & autres, ainsi que tous autres instrumens de fer.* Faites frire une anguille de moyenne grosseur dans une poele de fer : quand elle sera brune & entierement frite, exprimez-en l'huile ; mettez-la dans une phiole pour s'y éclaircir & exposez-la au Soleil. Les instrumens de fer, armes & ustensiles frottés de cette huile ne se rouilleront jamais, quand même on les mettroit dans un endroit humide.

## SAVONETTES *pour la barbe.*

*Maniere de faire soi-même des savonettes ordinaires.* Prenez six livres de savon : coupez-le mince, faites-le fondre avec une chopine d'eau, dans laquelle vous aurez fait bouillir six citrons coupés par morceaux, & passez par un linge avec expreſſion les citrons. Le ſavon étant fondu, retirez-le du feu, mettez-y trois livres d'amidon en poudre, un filet d'eſſence de citron, mêlez le tout dans le ſavon, & paitriſſez-le bien : la pâte étant faite, roulez vos ſavonettes de la groſſeur que vous voudrez, & les marquez en même temps.

## SOURCES D'EAU.

*Moyen de découvrir les ſources d'eau.*

Quand on veut ſçavoir bien ſûrement où l'on trouvera de l'eau, il faut un peu avant le ſoleil levé, ſe coucher à plat ſur le ventre dans une campagne & appuyant le menton ſur la terre regardant tout autour de ſoi : ſi l'on voit en quelque endroit une vapeur ou un brouillard s'élever, on peut être ſûr d'y trouver de l'eau. Au reſte il faut examiner l'état de la terre : l'eau qui ſe rencontre dans des fonds de craie n'eſt ni abondante ni de bon goût : celle qu'on découvre ſous un ſable léger après avoir donné beaucoup de peine pour creuſer, ſe trouve peu abondante, & par conſéquent limoneuſe & peu agréable. La terre noire contient la meilleure eau, parce que les pluies qui tombent en hyver détrempent mieux cette terre. Les sources qu'on trouve dans un gravier noir, & celles qui ne sont pas éloignées des rivieres sont aussi fort bonnes : mais celles qui se rencontrent dans un gravier rude, dans les cailloutages, donnent une eau encore meilleure & plus abondante. Celles qui sont au fond des montagnes entre des rochers & des pierres sont les meilleures & les plus salutaires. Au contraire dans les vallées l'eau est noire, pesante & crûe.

Il y a encore d'autres moyens pour trouver des sources. Par exemple, partout où on voit croître d'eux mêmes de petits roseaux, des saules, on peut s'assurer qu'il y a de l'eau.

Le Pere Kircher donne une méthode pour cet effet, qu'il a éprouvée plusieurs fois avec succès, & dont la pratique est fort aisée.

Faites une balance de bois construite comme un compas de mer. Un des bouts doit être fait d'un bois qui attire aisément l'humidité, comme le sureau, le saule & autres semblables. L'aiguille, ou fléau, est soutenue par un axe

axe au bout d'une ficelle dans le lieu où l'on suppose qu'il y a de l'eau. S'il y en a réellement, il perdra bientôt l'équilibre, & le côté qui sera fait de sureau penchera vers la terre. Cette expérience doit être faite le matin de bonne heure, & avant que le soleil ait dissipé les vapeurs de la terre.

## TABLETTES

*De jus de viande, faciles à transporter, & qu'on peut conserver pendant un an, propres à faire des bouillons dans le cas où l'on ne pourroit avoir de la viande fraîche.* Prenez le quart d'un gros bœuf, un veau entier ou une partie seulement selon sa grandeur, deux moutons, deux douzaines de vieilles poules, & de vieux coqs, ou une douzaine de vieux dindons plumés, vuidés & écrasés. Après que toutes ces viandes auront été bien dégraissées, que vous aurez fait échauder & nettoyer séparément les pieds de veau & de moutons, jettez le tout dans une grande chaudiere de Teinturier; ajoutez-y la décoction de douze ou quinze livres de rapure de corne de cerf, que vous aurez fait bouillir séparément, & que vous aurez passée toute chaude par la presse. Puis versez sur le tout la quantité de quatre seaux d'eau de fontaine. Fermez & couvrez exactement la chaudiere de son couvercle, dont vous luterez les bords avec de la pâte, chargez-le d'un poids de cinquante à soixante livres. Faites bouillir les viandes à un feu doux & égal sans les écumer, pendant six heures & plus même, s'il est nécessaire, c'est-à-dire, jusqu'à ce qu'elles soient suffisamment cuites : ce qui se connoîtra quand les os se détacheront aisément. Pour lors vous en ôterez les plus gros : puis laissant toujours la chaudiere sur le feu pour entretenir les viandes dans une très-forte chaleur, vous les en retirerez aussi promptement que vous pourrez : vous les hacherez dans l'instant même & les mettrez immédiatement dans une grande presse garnie de plaques de fer chaudes pour en tirer tout le jus.

Dès que cette opération sera faite, vous joindrez ces extractions avec le bouillon chaud, qui sera resté dans la chaudiere : vous passerez au plus vîte le tout ensemble par un gros tamis de crin pour en séparer tout ce qu'il y auroit de grossier. Ensuite vous laisserez refroidir le tout & vous en ôterez la graisse. Assaisonnez le bouillon de graisse avec une médiocre quantité de sel, de poivre blanc, & de cloux de girofle en poudre. Faites-le chauffer encore en le remuant sans cesse avec une cuillier de bois jusqu'à ce qu'étant versé sur une assiette à froid, il se réduise en une gelée forte qui deviendra de couleur brune.

Otez le tout du feu, laissez-le refroidir à demi, & le versez dans des vaisseaux de terre vernissée, dont la profondeur ne sera pas au-delà de trois pouces. Sitôt que cette extraction sera tout-à-fait refroidie, vous la mettrez secher, soit dans une étuve, soit dans un four après que le pain en aura été tiré, prenant garde sur-tout qu'elle ne s'y brûle : elle y doit devenir aussi dure que la colle forte, en sorte qu'elle puisse se rompre aisément & sous la main pour en former des tablettes du poids d'une ou deux onces. On les gardera pour s'en servir au besoin dans des bouteilles de verre, ou dans des boëtes bien fermées & mises dans un lieu ſec & frais. Les tablettes étant fondues ſont de bon goût, & peuvent ſervir à faire des bouillons ordinaires & des potages. Lorſqu'on a beſoin d'un bouillon on fait fondre dans une chopine d'eau depuis une once juſqu'à deux onces ; ſelon que l'on veut le bouillon plus ou moins fort. L'uſage qu'on en fera doit être reglé ſur celui qui ſe fait des bouillons avec des viandes fraîches.

## TACHES *ſur les habits.*

MOYEN *pour compoſer d'excellentes pierres à détacher.* Prenez de la terre glaiſe dont ſe ſervent ordinairement les foulons pour les laines : cette terre ſera la baſe de votre compoſition, vous y mêlerez environ un quart de ſoude. C'eſt la cendre calcinée d'une plante du même nom, qui croît particulierement en Eſpagne aux environs de la ville d'Alicante : vous y mêlerez auſſi un quart de ſavon blanc, vous broyerez d'abord bien la ſoude avec le ſavon, en y mettant de l'eau commune ſur un marbre, comme on broye les couleurs ; vous y mêlerez enſuite la terre glaiſe, & vous broyerez une ſeconde fois le tout enſemble pour en faire un compoſé dont vous ferez de petites boules de telle groſſeur qu'il vous plaira, & que vous laiſſerez bien ſecher. C'eſt de ces boules ou petites pierres dont il faudra ſe ſervir pour enlever les taches. On grattera cette pierre avec un couteau pour en faire de la pouſſiere ſur la tache, & en frottant cette pouſſiere avec les doigts, on la fera pénétrer dans le drap ou l'étoffe, afin qu'elle puiſſe abſorber la graiſſe ou l'huile qui en forme la tache. On laiſſera quelque temps, après quoi en frottant l'étoffe dans les mains ou la battant avec une baguette, la tache, ſi elle n'eſt pas ancienne, diſparoîtra avec la pouſſiere, de façon à ne jamais reparoître.

Mais ſi la tache eſt vieille, & que la graiſſe, ou l'huile ſe ſoient comme deſſéchées ſur l'étoffe, ou que la poudre y ait fait une craſſe, en ce cas comme les matieres qui forment la tache ne ſeroient pas aſſez onctueuſes pour être abſorbées par la pouſſiere de la pierre, il faudra mettre de cette pouſſiere dans de l'eau chaude ſur une aſſiette, & en faire une pâte claire qu'on appliquera bien chaude sur la tache. La chaleur fera pénétrer la poussiere de la pierre avec l'eau dans le tissu de l'étoffe en même temps qu'elle ramollira les matieres grasses & huileuses, qui par ce moyen seront facilement absorbées par la poussiere. On laissera secher lentement le tout à l'ombre, parce que ce n'est qu'en sechant & avec le temps que les absorbans attirent les parties huileuses, on frottera enfin l'étoffe avec les mains & ensuite avec une vergette & tout disparoîtra : il faut tenir cette boule ou pierre dans un lieu sec.

MOYEN *simple d'enlever les taches de cire sur les étoffes.* On prend un peu de bonne eau-de-vie, ou d'esprit de vin, ou de lavande : on en met trois ou quatre gouttes sur les taches qu'a fait la bougie, & en les frottant ensuite avec la main, on en réduira toutes les parties en poudre. L'eau-de-vie & les autres liqueurs sont des dessicatifs qui absorbent la partie onctueuse de la cire, & laissent sans liaison les autres qui se divisent, & se séparent alors facilement & qui tombent à terre quand on les frotte.

TACHES *de poix & de goudron; secret pour enlever ces sortes de taches.* Prenez de l'huile à brûler, délayez la tache de goudron sur le drap ou étoffe tachée, comme si vous vouliez laver la tache avec l'huile: par ce moyen le goudron sera enlevé; ensuite vous enleverez l'huile avec un jaune d'œuf & de l'eau chaude, & il ne paroîtra plus rien.

AUTRE *secret pour ôter les taches d'encre & la rouille de dessus la toile, soit de lin, soit de coton.* Exposez la tache à la vapeur de l'eau bouillante: ensuite imbibez-la de jus d'oseille, ou de suc de citron, couvrez-la dessus & dessous avec du sel pilé bien menu, & faites en sorte que la toile en soit pénétrée à l'endroit de la tache; puis mettez-la à la lessive ordinaire.

AUTRE *secret pour enlever toutes sortes de taches sur les habits sans en altérer les couleurs.* On prendra un jaune d'œuf, & l'on en met sur la tache:

on applique ensuite une serviette ou autre linge blanc par-dessus, & avec la main on prendra de l'eau qu'on aura fait chauffer aussi chaude qu'on pourra la souffrir, dont on imbibera bien le linge & toute l'étoffe. On frotte le tout ensemble un instant, & à deux ou trois reprises, en mettant à chaque fois de l'eau par-dessus: après quoi on ôte le linge, qui aura attiré le jaune d'œuf, & avec lui aura enlevé la tache. On rince dans de l'eau claire l'endroit où étoit la tache, & on le laisse secher à l'ombre. De cette façon il ne paroîtra plus rien, & quelque tache que ce puisse être, soit d'huile, de graisse, ou de camboui, elle s'enlevera tout de suite. Mais si c'est une étoffe qui ait son premier lustre, elle le perdra par cette opération dans cet endroit. Pour le lui redonner promptement, on fait délayer de la gomme d'arabie dans de l'eau, & l'on en prend un peu dans la bouche qu'on jette sur l'endroit qu'on veut lustrer en faisant faire à cette eau une espece de brouillard qui s'éparpille sur l'étoffe. Si l'on n'a pas l'adresse de la jetter ainsi d'une maniere égale & légere, on trempe le bout des poils d'une brosse dans l'eau gommée, en passant ensuite la main sur les poils on fait jaillir l'eau où l'on veut sur l'étoffe & dans la quantité suffisante.

Si c'est du drap, on passe la brosse dessus dans le même sens que le poil du drap, afin de lui donner son premier lustre. On applique dessus une feuille de papier sur laquelle on met d'autre drap ou étoffe que l'on charge avec une planche, un livre ou autre chose de pesant, pour que cela seche sous presse, & le premier lustre se trouvera remis. Voilà la maniere de rendre le lustre à toutes sortes d'étoffes, même à celles de soie: il faut bien peu de gomme dans l'eau pour cela. La seule différence est qu'aux étoffes de soie, on ne se sert pas de brosses comme aux draps de laine pour en renverser & coucher les poils.

SECRET *pour enlever les taches d'encre sur le linge & sur le papier.* Si c'est dans la saison du verjus, on en frottera la tache tout de suite, tandis que l'encre est fraîche, & elle s'enlevera. Au défaut de verjus on peut se servir d'oseille, mais l'oseille n'est pas si bonne. Ou bien prenez de l'eau claire dans laquelle vous aurez fait dissoudre du sel en égale quantité à l'eau & frottez-en la tache. Enfin si la tache est séche, & que les sels acides ne puissent pas l'enlever, servez-vous d'eau forte que vous mêlerez avec de l'eau commune pour ne pas brûler vos doigts ni le linge, & frottez-en la tache, elle s'emportera infailliblement. Toutes sortes d'encres s'enlevent par ces différens moyens tant sur le linge que sur le papier, à l'exception de la seule véritable encre de la Chine, qui ne se peut effacer: ainsi cette derniere est la meilleure à employer si l'on veut s'assurer qu'on n'y pourra pas faire de fraude. L'encre d'Imprimerie résiste aussi à tous les acides, mais elle ne peut soutenir les sels ni les urines de certains animaux, tels que les chats. On a vu des livres dont l'impression s'est effacée, parce que des chats y avoient pissés, ou pour y avoir laissé tomber de la saumure.

EAU *pour enlever toutes sortes de taches: il n'y en point qui reste à ce moyen.*

Mettez dans une bouteille deux livres d'eau de fontaine bien nette & bien pure, avec gros comme une noix de cendres gravelées, gros comme une noisette de potasse, & deux citrons coupés en tranches. Laissez digérer le tout pendant vingt-quatre heures: filtrez ensuite la liqueur, & la conservez dans une bouteille bien bouchée.

On doit humecter la tache avec cette eau; on frotte l'endroit, & on le lave incontinent avec de l'eau fraîche.

## TAUPES.

*Secret pour détruire les taupes dans les champs, prairies, jardins. Voici la recette.* Prenez deux ou trois douzaine de noix seches bien saines, que vous ferez bouillir pendant trois heures dans un chaudron avec quatre pintes de lessive naturelle. Mettez une de ces noix que vous ouvrirez en deux dans chaque taupiniere nouvellement faite, & si la taupe ne travaille plus dans le même endroit, cessez d'y en mettre parce qu'alors on doit être assuré qu'elle a péri. Il est bon d'observer que quelquefois les rats qui se trouvent dans les campagnes mangent ces noix, & empêchent l'effet que l'on en attendoit par rapport aux taupes : alors il faut s'attacher à détruire ces rats par les moyens ordinaires. Ce ſecret pour détruire les taupes a été trouvé par deux habitans d'Oſtabac dans la Baſſe-Navarre, & après en avoir fait des expériences réitérées en plusieurs endroits, ils ſont venus à Paris pour communiquer leur ſecret : il a été publié par l'ordre du Gouvernement.

## TEIGNES.

*Remede contre les teignes qui rongent les étoffes de laine, ſoit meubles, ou habits, ou pelleteries.* Prenez une partie d'huile de thérébentine & deux parties d'eſprit de vin : mêlez bien le tout enſemble : alors prenez une broſſe ou vergette : humectez-la de cette compoſition & la paſſez légérement ſur les meubles, tapiſſeries, fauteuils, houſſes & bois de lit, obſervant d'en faire entrer dans les jointures du bois. L'odeur forte de la thérébentine fait mourir les teignes & crever leurs œufs, on mêle l'eſprit de vin avec la thérébentine afin d'augmenter l'activité de la liqueur. Cette opération se fait dans le mois d'Avril: on doit fermer exactement les portes, les fenêtres, la cheminée pendant vingt-quatre heures pour empêcher l'odeur de s'évaporer trop promptement : il est encore plus sûr de la renouveller au mois d'Août.

Quant aux habits & étoffes serrés dans les armoires, on imbibe une feuille de papier de la liqueur ci-dessus; ou bien on en frotte avec la brosse un vieux morceau de laine qu'on place entre quelques-uns des plis.

On préserve les pelleteries en les enveloppant d'un pareil papier huilé : on en met un dans les manchons, & jamais teigne n'en approchera.

Le même remede fait périr les puces & les punaises.

## TROUPEAUX.

*Moyen de préserver les troupeaux de la morsure des loups.* C'est un berger de Finlande qui l'a trouvé. Il prend les excrémens de ces animaux carnassiers, les laisse tremper dans l'eau pendant quelque temps, & frotte de cette eau une fois par an ses moutons à la gorge, sur le dos & aux côtés.

## VERS qui rongent le bled.

*Moyen de garantir le bled de ces vers.*
Il y a deux especes de vers qui détruisent également le bled, les uns blancs & les autres noirs. Le ver noir a six pieds & court fort vîte. Sa bouche est garnie de deux pinces, avec lesquels il creuse & ronge le grain : il mange aussi de la farine, du riz, & autres denrées. Ces sortes de vers montent du bas des maisons en haut, se répandent de tous côtés & se multiplient considérablement. Le ver après avoir fait deux ou trois petits trous dans le grain, y pond un ou deux œufs, & sept jours après, il en sort un ou deux petits vers qui se changent en nymphes. Le ver blanc plus vorace encore, a pareillement six pieds très-distincts. Il file une espece de toile, & sa tête est munie de pinces qui lui servent à ronger, non-seulement le bled, mais aussi tout ce qu'il y rencontre. On voit sur la fin de l'Eté ces vers se promener en grand nombre sur les murs & les lambris des greniers, pour y chercher un endroit à

ſe cacher pendant leur transformation. Ils ſe nichent dans les crevaſſes des poutres, & y reſtent pendant l'hyver ſous la forme de chryſalides ou de nymphes. A la fin d'Avril, ou au mois de Mai, il en ſort un petit papillon dont les aîles ſont argentées & tachetées de noir. La femelle pond ſoixante œufs ou davantage, & les dépoſe dans les rides ou les crevaſſes du grain. Environ quinze jours après, les petits vers ſortis de ces œufs, commencent à creuſer & à ronger le bled. Ils travaillent enſuite à filer leur toile, & s'étendent quelquefois ſur tout un tas de bled. On a cherché bien des expédiens pour détruire ces vers, & ils ont été employés ſans ſuccès : voici les moyens preſcrits par le mémoire qui a été publié par la Chambre Electorale d'Hanovre.

Les ouvertures par leſquelles on donne de l'air aux greniers ne doivent pas être élevées de plus d'un pied, ou d'un pied & demi au-deſſus du plancher, autrement le bled n'eſt pas ſuffiſamment aëré. Il faut auſſi ne leur donner qu'un pied de hauteur & de largeur. Les volets de ces ouvertures ne doivent pas s'ouvrir de côté, mais par le bas & en dehors, de maniere qu'étant soutenus avec un morceau de bois, ils forment une sorte d'auvent à chaque ouverture. On garantit par-là le grenier du soleil & de la pluie, & l'on y introduit un air vif & frais. Ces ouvertures n'empêchent pas que, pour éclairer l'endroit, on ne puisse faire quelques fenêtres qu'on aura soin de griller pour en défendre l'entrée aux oiseaux. Depuis le premier Avril jusqu'à la fin de Septembre, il faut retourner le bled deux fois par semaine, & balayer exactement les greniers. Il suffit dans les autres mois de prendre ce soin une fois par semaine. Quand le ver noir a déja infecté le bled, on arrête le progrès de la destruction en faisant repasser ce grain par le van. Le bled étant bien nettoyé, on le remue tous les jours pendant quelque temps, ce qui fait bientôt déserter les vers. Il est bon de faire blanchir les murs du grenier, du moins par le bas, pour mieux découvrir & balayer ces insectes. Vers le commencement des chaleurs, on doit observer les vers quand ils sortent des murs ou de la terre, sous laquelle ils ont été cachés pour les empêcher de monter. On peut encore enduire tout le tour du grenier par le pied de trois ou quatre pouces de goudron ou de thérébentine ; ce qui arrête ces insectes dans leur course. En prenant tous ces soins, on est sûr de conserver son bled en bon état, & de sauver celui qui étoit déja infecté des vers.

VERS DE TERRE. *Les vers de terre percent les écorces tendres des racines, ce qui fait périr les plantes : ils entraînent même pendant la nuit les jeunes plantes dans leurs trous. Moyen de les détruire.* Il faut répandre sur les couches de terre du fumier de cheval, menu & presque pourri : les vers s'amuseront avec ce fumier, & l'emporteront la nuit dans leurs trous : on verra même en peu de temps que tout le fumier aura disparu. Si on veut les exterminer tout-à-fait, on fera bouillir dans de l'eau des feuilles de noyer, ou écorces vertes de noix ; & après avoir laissé refroidir cette eau, on en arrosera les couches dont on veut chasser les vers. On les verra sortir tous une minute après : on les amasse alors dans un vase plein d'eau, & on les y laisse mourir.

VERS *qui rongent les étoffes de laine. Moyen nouvellement découvert de garantir les étoffes de la piquure des vers.* 1°. Il faut bien dégraisser les laines que l'on veut employer, ensuite il faut les passer à l'huile de thérébentine : après quoi on les met à la teinture. Elles y perdent l'odeur forte & pénétrante que l'huile leur avoit donnée, & prennent encore mieux les couleurs que celles qui n'ont pas reçu cette préparation. La personne à qui l'on est redevable de cette utile découverte, a exposé pendant une année entiere des étoffes ainsi préparées aux irruptions d'une multitude de vers qu'elle avoit ramassés exprès pour cela : non-seulement ils ont tous péri sans endommager les étoffes, mais encore aucun autre insecte n'est venu y déposer ses œufs.

VERS *dans les Livres. Moyen simple pour préserver les Livres de la moisissure ou de la piquure des vers.* Lorsqu'on apperçoit quelque Livre atteint, soit dans la couverture, soit dans le corps du volume, il faut verser dessus de la poudre de *coloquinte*, & en garder à cet effet dans une petite phiole bouchée d'un morceau de parchemin percé de plusieurs trous : il faut aussi de temps en temps battre les Livres pour en faire sortir la poussiere, & renouveller la coloquinte.

VERS *dans les fourrures. Pour préserver des vers dans toutes sortes de fourrures, il faut se servir du camphre ; & voici la maniere.* Dès le mois d'Avril on doit faire battre avec une baguette les fourrures & les manchons : ensuite les envelopper sans les presser dans un drap, ou telle autre piece de linge, & mettre entre les plis une once de camphre grossiérement pulvérisé. Après quoi, on enferme le tout dans un coffre ou dans une armoire bien fermée. Les vers ni les mittes ne s'y mettront jamais. Quand on veut reprendre ses fourrures, il faut encore les faire battre, & les exposer pendant vingt-quatre heures à l'air pour faire évaporer l'odeur du camphre. Le poivre noir mis en poudre mêlé avec le camphre, est encore un bon remede pour les fourrures à poil long.

## VIN.

*Maniere de dégraisser le vin en vingt-quatre heures, & de clarifier dans le même espace de temps celui qui a été troublé:* Il y a des vins qui après avoir été conservés un certain temps deviennent aussi gras que de l'huile, & sont très-désagréables à boire. Pour réparer ce mal, prenez des raiforts, raves ou radis, & après les avoir bien pelés, raclez-les bien menus, & jettez-les dans votre tonneau par la bonde. Ou bien, jettez dans le tonneau une chopine de la meilleure huile d'olive que vous pourrez trouver. L'une & l'autre de ces deux méthodes, produira sur votre vin un effet surprenant.

Si votre vin est devenu trouble, soit pour avoir été remué ou autrement, il y a un moyen bien simple pour remédier à cet inconvénient. Il ne s'agit que de jetter dans le tonneau de la raclure de bois de sarment, ou bien, si vous l'aimez mieux, prenez une douzaine de blancs d'œufs, avec environ pour un sol d'alun en poudre: battez & mêlez bien le tout ensemble, & jettez-le dans le tonneau par le bondon: remuez le tout avec un bâton, & laissez-le reposer ensuite, votre vin s'éclaircira en vingt-quatre heures, & deviendra aussi fin que le vin vieux le plus clair. L'une & l'autre de ces méthodes n'ont jamais manqué de réussir.

VIN. *Moyen de découvrir si le vin a été édulcoré avec de la litarge.* Prenez de la lessive de chaux vive & d'orpiment: mettez-en six gouttes dans une once de vin: il se troublera & deviendra noir comme l'encre. Ou bien, versez dix gouttes d'huile de vitriol sur trois onces de vin, s'il y a de la litarge il deviendra blanc comme du petit-lait.

MOYEN *de colorer le vin.* Otez deux ou trois bouteilles de vin de la piece: prenez une demi-douzaine d'œufs: cassez-les dans un plat; mettez-y une bouteille d'eau, & broyez le tout ensemble, blanc, jaune, coquillé: mettez le tout dans la piece, remuez avec un bâton, puis remplissez la piece de vin, & laissez-la reposer quelques jours.

VIN *factice, ou maniere d'avoir à peu de frais une boisson imitant le vin:* Prenez trente livres de raisin cuit au soleil : séparez les grains de la grappe ; mettez-les dans un tonneau, où il y ait eu recemment du vin, & ôtez-en le bondon. Versez sur ces raisins de l'eau de riviere, ou de fontaine, jusqu'à ce que le vaisseau soit plein. Jettez-y un bon pot d'eau-de-vie que vous mêlerez bien avec l'eau : laissez fermenter le tout pendant vingt-quatre heures avant de remettre le bondon au tonneau. Au bout de six semaines vous aurez une boisson usuelle, d'un goût agréable.

## VINAIGRE.

*Moyen de faire du vinaigre sans vin.*

Comme on n'a point dans tous les pays du vinaigre de vin, ou que bien des gens ne le sçavent point faire, le secret suivant pourra être utile aux uns & aux autres. La recette n'est point une composition. Il s'agit de tirer la seve du poirier sauvage & du chêne dans les temps qu'elle monte, au printems & dans l'automne. On fait à l'arbre du côté du Midi, à hauteur d'estomac, une incision de haut en bas de la longueur d'environ quatre pouces : on ouvre un peu l'écorce de part & d'autre, & au bas de la fente, on pique dans le bois une lame de couteau sans manche, ou autre pareil instrument, au-dessous de laquelle on met un vase de terre, de fayance ou de verre, & non de bois, ni d'aucun métal. La seve coule par la lame dans le vaisseau. On guérit l'arbre de l'incision, en le frottant en cet endroit de terre seche ou de cendress

On peut tirer de chaque arbre jusqu'à six pintes de seve, mesure de Paris, sans le trop fatiguer. Celle du poirier sauvage, vaut mieux, que celle du chêne: on passe cette seve dans un linge fin, & tout de suite on la met dans une bouteille de verre ou de grès Il faut la laisser reposer ainsi trois mois: on la tirera ensuite au clair de dessus son marc, & on l'emploiera par-tout où l'on aura besoin: plus ce vinaigre est vieux, meilleur il est. Il conserve les corps sains & entiers: on y confit toutes sortes d'herbes, de légumes, comme haricots, concombres & autres.

## VITRES.

*Mastic pour les vitres, & propre aussi aux vaisseaux.* Il faut prendre une demi-livre de blanc d'Espagne, un quarteron de céruse, une once & demie de litarge, & une pinte d'huile de lin. Il faut d'abord réduire en poudre fine & tamisée le blanc d'Espagne, & la céruse que l'on tient prête sur une table ou dans une terrine pour l'employer dans la suite : on jette la litarge dans l'huile, & après avoir fait bouillir cette huile, on la retire du feu & on la laisse refroidir. Lorsqu'elle est au point qu'on peut la toucher sans danger, on la verse peu-à-peu sur les matieres en poudre que l'on a eu soin de bien mêler, & on en fait une pâte à laquelle on donne telle forme qu'on veut. Cette pâte se seche en la conservant, mais lorsqu'on en veut faire usage, il suffit de la manier entre ses doigts, & elle devient aussi molle que du beurre : c'est alors qu'on peut l'employer. On s'en sert avec succès pour mastiquer les vitres dans tous les endroits où l'on est loin des vitriers, & que souvent on ne voudroit pas faire venir pour une petite réparation ; & on n'a pas besoin de colle ni de papier, ni même d'arrêter les vitres avec des pointes. Ce mastic est encore propre à enduire les fentes des vaisseaux de bois, quelque liqueur qu'ils contiennent, &

l'en

l'on ne doit point craindre qu'elle s'écaille dans les mouvemens que l'on peut donner au vaisseau, soit en le voiturant, ou en le roulant.

## VOLAILLE.

*Machine pour engraisser la volaille en huit jours.* Cette piece a la forme d'une fontaine d'environ quatre pieds de haut, & communique à la volaille par son robinet ou tuyau. La pâte est préparée de la maniere suivante. Prenez de la farine d'orge bien fine, délayez-la dans du lait bien chaud ou bouilli jusqu'à ce qu'elle devienne comme de la crême nouvelle, afin que rien ne bouche le tuyau : mettez-la ensuite dans la machine : elle sert de boire & de manger. Prenez la volaille par les pattes ou aîles: ouvrez-lui le bec, & insinuez le tuyau sur la langue en tenant l'animal ferme de crainte qu'il ne se retire. Pour un dindon, poussez le tuyau environ trois pouces; pour chapon & poule, deux pouces; pour un pigeon, à proportion. Cette opération se fera deux fois par jour, & aux mêmes heures. Si l'on veut mettre plus de temps à engraisser, il faut couper le lait avec de l'eau chaude, & laver en tout temps la machine avec de l'eau chaude.

MANIERE *de faire cuire une volaille sans broche & sans feu.* Commencez par apprêter & larder votre volaille comme à l'ordinaire. Ensuite farcissez-la de bon beurre avec de la sauge : passez au travers un morceau d'acier rougi au feu, de la longueur de la volaille, & de la forme à-peu-près d'un rouleau de pâtissier. Mettez après cela votre volaille dans une boëte de fer blanc bien fermée : au bout de deux heures elle sera cuite. Cette méthode peut être fort commode pour des Officiers en route, qui pourront, par ce moyen, porter avec eux leur diner tout cuit.

# L'ALBERT MODERNE.

## TROISIEME PARTIE.

### L'AGRÉMENT.

*Secrets qui ont pour objets, les choses de pur agrément ou d'amusement, comme les liqueurs, les fleurs, la teinture & autres, le tout rangé par ordre de matieres.*

Sur les Liqueurs, Glaces, Liqueurs Glacées, Crêmes, &c.

MANIERE *de faire glacer les crêmes & les autres liqueurs pour les desserts.* Après avoir préparé le liquide que l'on veut glacer, on prend de la glace ou de la neige gardée dans une glaciere. Si c'est de la glace, on la pile: on y joint un tiers de sel marin, ou de sel ammoniac, ou de salpêtre, ou de sucre ordinaire, ou de la chaux vive, ou du sel de soude appellé *Varac*, provenant de la cendre de l'algue & autres plantes marines que l'on brûle en Normandie. On brouille promptement ce mélange, & l'on y plonge un vase cylindrique de fer blanc, dans lequel on aura renfermé la liqueur qui doit être congelée. Pour hâter la congélation, on agite continuellement le vaisseau qui doit être surmonté d'un anneau assez large pour y pouvoir passer la main & faire aisément tourner le cylindre. A mesure que la glace s'attache aux parois intérieurs du vase, on a soin de la ratisser afin que les parties qui sont au centre prennent la place de celles qui sont déja glacées, & se gelent à leur tour en approchant de l'endroit où regne le plus grand froid. Le point où il faut s'arrêter, de peur que la liqueur ne devienne glaçon, est celui où elle a pris la consistance de la neige.

## RATAFIAT.

*Maniere de faire le ratafiat de cerises à la Provençale*. Choisissez les meilleures cerises que vous pourrez : on appelle à Paris cerises, ce qui se nomme guignes dans beaucoup de Provinces. La vraie cerise est rouge, elle a la queue courte & est un peu aigre au goût : ce qui dans certaines Provinces, comme le Lyonnois, le Languedoc, &c. lui fait donner le nom de griotte; & on y appelle cerise, ce que l'on nomme guigne à Paris. La cerise est beaucoup moins aigre lorsqu'elle est bien mûre. Les cerises sont moins sujettes aux vers que les autres fruits à noyau. Les grosses cerises à courte queue, telles qu'il en vient dans la vallée de Montmorenci, à quatre lieues de Paris, sont les plus estimées pour faire le ratafiat. Mais au défaut de celles-là, on peut se servir de cerises communes, en faisant toujours choix des meilleures, des plus mûres, & de celles qui n'auront aucune tache. On aura soin de leur ôter la queue, en prenant bien garde de les froisser.

Quand vos cerises seront ainsi préparées, vous en mettrez le poids d'une livre dans une pinte de vin rouge, mesure de Paris, le plus excellent & le plus naturel que vous pourrez avoir. Vous laisserez infuser les cerises dans ce vin pendant l'espace de trois semaines, dans une cruche ou bouteille bouchée bien exactement, que vous exposerez pendant ce temps au plus grand soleil, & que vous retirerez pendant les nuits. Après ce temps, vous séparerez les cerises du vin, & vous les écraserez en les pressant dans un linge pour en exprimer tout le jus. Vous mêlerez ensuite ce jus avec le vin : vous mesurerez le tout ensemble, & vous y joindrez le tiers d'eau-de-vie, c'est-à-dire, chopine sur trois chopines de vin & de jus, avec demi-livre de sucre par pinte.

Vous exposerez de nouveau tout ce mélange au soleil le plus chaud, pendant le même temps de trois semaines, ayant soin de ne laisser jamais la bouteille passer la nuit dehors, parce que cela diminueroit l'effet de la fermentation. Il ne sera pas nécessaire de remuer la bouteille tous les jours, comme font quelques-uns. Mais après ce temps expiré, on passera le tout à la chausse d'hippocrate, ou au travers d'un sachet de papier brouillard, ou d'un linge plié en plusieurs doubles. Le ratafiat se trouvera parfaitement clarifié, & pour le conserver, on le mettra dans des bouteilles bien bouchées qu'on gardera à la cave jusqu'à ce qu'on veuille en faire usage. Il y a des personnes qui concassent les noyaux des cerises, lorsqu'on les écrase, pour en exprimer le jus, & qui en retirent les amandes qu'ils mettent dans la liqueur. On peut suivre ces pratiques qui donnent un bon goût à la liqueur; mais cela fait un ratafiat différent du premier, quoique d'ailleurs excellent.

On a observé par expérience que ce ratafiat de cerises étoit très-stomacal, & fort-bon pour les personnes qui sont attaquées de maux de cœur. Il en faut prendre peu à la fois, un demi-verre au plus suffit ordinairement.

MANIERE *de faire le ratafiat d'œillets à la Provençale.* Prenez de petits œillets jaspés, ou peints de différentes couleurs, parce qu'ils ont plus de parfum que les autres. On les épluche bien, c'est-à-dire, qu'on en tire toutes les feuilles des fleurs & leurs pistiles qui sont les seules parties qu'on doit employer. On hache bien ces feuilles, en les coupant aussi menu qu'il est possible. On en presse ensuite la totalité, & sur chaque livre pesant, on met une pinte d'eau-de-vie; la plus excellente est toujours la meilleure. On laissera infuser le tout ensemble, pendant quinze ou vingt jours à la grande ardeur du soleil; & suivant que la saison sera plus ou moins chaude, on donnera à cette infusion, plus ou moins de temps, de maniere que la fermentation puisse détacher des œillets les parties spiritueuses, & les incorporer avec l'eau-de-vie.

Quand cette infusion sera faite, on passera la liqueur au travers d'un linge plié en quatre, ou au travers de la chausse. On pressera bien en même temps les œillets avec la main, pour en exprimer tout le jus que l'on pourra, & on laissera reposer cette liqueur pendant trois ou quatre jours avant de la changer de vase. Car malgré qu'elle ait été ainsi passée, elle aura encore un petit sédiment qu'il faudra lui laisser déposer au fond.

On mêlera ensuite dans cette liqueur un peu de fleur de safran. On en trouve chez les Apothicaires & Droguiſtes ; mais on ne mettra de ſafran, qu'autant & à proportion qu'on voudra colorer la liqueur. On ajoûtera encore à la composition un tiers de jus de framboiſe, & demi-livre de ſucre par chaque pinte, meſure de Paris. Cela fait, on remettra le tout infuſer au ſoleil le plus ardent, pendant le même eſpace de temps pour que la liqueur ſoit bien mixtionnée. On la tirera enſuite au clair comme ci-deſſus, en la faiſant paſſer de nouveau à la chauſſe, ou à travers un linge quadruplé. Après quoi, on la mettra dans des bouteilles de verre bien bouchées, pour la conſerver & en boire quand on le jugera à propos.

Les propriétés de ce ratafiat, ſont de fortifier l'eſtomac, d'en appaiſer les douleurs & les coliques, de prévenir ou d'arrêter les inflammations des entrailles. Il purifie auſſi le ſang ; mais il faut faire attention de n'en uſer que ſobrement, à cauſe de l'eau-de-vie qui le compoſe.

MANIERE *de faire le ratafiat de pêches à la Provençale.* Pour avoir un bon ratafiat de pêches, il faut prendre des pêches qui ne ſoient ni trop mûres, ni trop vertes; mais cependant des plus belles & de la meilleure eſpece que l'on pourra trouver. Vous les pelerez d'abord; & vous ferez enſuite infuſer dans l'eau-de-vie le fruit dépouillé de ſa peau. Choiſiſſez toujours l'eau-de-vie la plus parfaite en qualité. On y fera infuſer de même les pelures, mais dans un vaiſſeau ſéparé. La raiſon de cela eſt que la peau de pêche a une certaine amertume que l'eau-de-vie ne pourroit bien corriger, ſi le ſirop de la chair de la pêche s'y trouvoit mêlé.

On donnera à ces infuſions quinze ou vingt jours d'expoſition au grand ſoleil, pour que la chaleur puiſſe digérer, & mélanger enſemble les parties ſpiritueuſes. Lorſqu'au bout de ce temps ou environ, on s'appercevra que l'infuſion ſera bien faite, on retirera les pêches de la liqueur pour en nétoyer les noyaux. On caſſera ces noyaux pour en avoir les amandes, qu'on pelera, & qu'on mettra encore infuſer dans la liqueur des pêches, pendant cinq ou ſix jours ſeulement.

On ne touchera point à la liqueur des pelures, que quand l'infuſion de la liqueur des pêches avec les amandes sera faite. Alors on mêlera les deux liqueurs ensemble, celle des pelures, & celle du fruit. On remuera bien le tout pour que ces liqueurs s'incorporent bien. On mettra une demi-livre de sucre par pinte de liqueur, comme on aura mis aussi une livre de fruit ou de pelure par pinte d'eau-de-vie, mesure de Paris. On laissera infuser encore le tout ensemble pendant cinq ou six jours, & on passera cette liqueur à travers un linge bien blanc, une fois seulement. On la mettra ensuite dans des bouteilles bien bouchées, pour s'en servir quand on le voudra.

Il y a des personnes qui font infuser dans la liqueur où sont les pelures, & non dans celle où sont les pêches, les amandes des noyaux qu'on a retirés des pêches, comme il a été dit, après que ces liqueurs ont été exposées au soleil. Quand ces amandes & pelures ont suffisamment infusé ensemble pendant cinq ou six jours, on passe la liqueur au travers d'un linge blanc, on exprime tout le jus du marc, & on mêle cette liqueur avec celle des pêches : alors on y joint le sucre dans la même quantité de demi-livre par pinte de liqueur, & on mélange bien le tout qu'on laisse infuser ensemble durant quelques jours, avant d'en remplir ses bouteilles & de les serrer : ce qui donne une liqueur excellente à boire, & un fruit agréable à manger qui se conserve fort bien dans sa liqueur.

Ce ratafiat a une propriété admirable & spécifique pour les maladies du poumon : il procure aussi du soulagement aux personnes bilieuses, en les purgeant sans effort, & même sans qu'elles s'en apperçoivent : il ôte aussi la mauvaise odeur de l'haleine & de la bouche ; mais il en faut toujours user modérément, ainsi que des autres.

RECETTE *pour faire un excellent ratafiat de noix.* Il faut d'abord que les noix qu'on y emploie soient bien choisies, ni trop vertes, ni trop avancées, c'est-à-dire, que le cerneau soit formé en-dedans & bon à manger ; mais que le bois de la coque ne soit pas trop dur. On doit les cueillir à l'arbre, & non les abattre avec la gaule, en observant sur-tout que ce soit par un temps bien sec, & qu'elles n'aient aucune tache,

Prenez ensuite ces noix, essuyez-les bien avec un linge blanc de lessive. Vous en ôtez seulement les queues qui y seroient restées, & jettez les noix telles qu'elles ont été cueillies à l'arbre avec leur écorce verte dans un mortier bien propre, où vous les concassez avec le pilon, jusqu'à ce que le tout fasse une espece de pâte. Mettez cette pâte dans uue cruche de grès avec la quantité d'eau-de-vie nécessaire ; sçavoir, une pinte par chaque dixaine de noix, & choisissez toujours la meilleure eau-de-vie de Cognac. Bouchez bien la cruche avec un linge blanc en plusieurs doubles, & du parchemin par-dessus, & laissez infuser le tout ensemble pendant deux mois sans y toucher. Au bout de ce temps, vous passerez le tout par un linge blanc de lessive, trois fois de suite, en changeant de linge à chaque fois. Cela fait, vous mesurerez la liqueur, vous y joindrez un quarteron de sucre pour chaque pinte, & vous la remettrez avec le sucre dans la même cruche après l'avoir bien fait laver & nétoier. Vous boucherez cette cruche comme la premiere fois, & vous laisserez encore infuser le tout pendant un mois. Enfin vous y pasſerez de nouveau cette liqueur à la chauſſe d'hippocrate, & étant alors bien faite & clarifiée, vous la mettrez dans des bouteilles que vous boucherez avec ſoin pour la conſerver & vous en ſervir au beſoin.

Comme ce ratafiat n'a pas de lui-même une couleur bien flatteuſe, on peut lui en donner en pilant avec les noix, des feuilles de coquelicot, à raiſon d'une bonne poignée par chaque dixaine de noix, ou chaque pinte d'eau-de-vie.

VIN *de groſeilles & autres. Moyen de faire du vin de groſeilles, & autres de liqueur.* Un boiſſeau de groſeilles en grappes bien mûres, doit rendre douze ou quatorze pintes de bon vin. En voici la méthode. Dès que cette quantité de fruit eſt écraſée, jettez-y douze pintes d'eau. Environ quinze heures après, exprimez le tout: paſſez la liqueur: mettez cette colature dans un baril, & n'y touchez que lorſqu'elle commence à s'éclaircir. Soutirez-la dans un autre baril: puis, pour quatre pintes de liqueur, mettez une chopine de bon eſprit de vin; & ſi vous voulez, du ſucre ou d'autres ingrédiens en telle quantité que vous jugerez convenable pour rendre cette liqueur gracieuse. Le tout ayant été bien remué ensemble pendant un quart-d'heure, on bouche la piece avec soin, & on la laisse en cet état environ trois mois. Au bout de ce temps elle est parfaite. Vingt boisseaux de groseilles, peuvent suffire pour faire un muid de ce vin. Au reste, le fruit du groseiller épineux, est plus propre que les groseilles en grappe pour faire des vins de liqueur, sur tout pour imiter le vin de Canaries. On peut se servir de la même méthode pour faire de bonnes boissons avec du *poiré*, du jus de *cerises*, du jus de *mûres*, en y ajoûtant le propre esprit de chacun d'eux, ou quelque autre esprit convenable, & ces liqueurs seroient aussi bonnes que le meilleur vin de Canaries. Pour tirer l'esprit de ces sucs, il faut les laisser agir par la fermentation, autrement ils n'en rendroient que peu, ou point du tout. Mais plus ils sont sûrs, pourvû néanmoins qu'ils ne soient pas absolument convertis en vinaigre, plus on en tire d'esprit. Par cette méthode un particulier peut recueillir dans son domaine de quoi faire du cidre, & des vins de plusieurs sortes, qui feront des liqueurs de différens degrés, proportionnées à la diversité des goûts, & pour toutes les saisons.

## LIQUEUR VINEUSE.

*Maniere de faire une telle liqueur, & fort agréable.* Prenez du cidre nouveau au sortir de la presse: mêlez-y une suffisante quantité de miel, jusqu'à ce qu'un œuf puisse s'y soutenir. Faites bouillir le tout pendant un quart-d'heure, mais non pas dans un vaisseau de fer: écumez-le à mesure que l'écume monte dessus. Laissez-le refroidir: ensuite versez-le dans un vaisseau convenable, de maniere qu'il ne soit pas tout-à-fait plein.

Au mois de Mars suivant, on peut le mettre en bouteille: il sera bon à boire un mois ou six semaines après: vous boirez une liqueur vineuse très-agréable, fort spiritueuse, & aussi forte que le vin de Madere. Le miel qu'on ajoûte au cidre est un très-bon ingrédient pour lui ôter ce goût dur & austere qu'il auroit sans cela.

## Boisson de Bouleau,

*Qui peut tenir lieu de vin dans les pays où la vigne manque.* Le bouleau, au moyen de la térébration, fournit un ſuc abondant, dont les œconomiſtes indiquent les propriétés & l'uſage.

Pour parvenir au point de lui donner la qualité du vin, il faut le mettre en bouteilles, qu'on aura ſoin d'expoſer au ſoleil. Lorſqu'on en aura ainſi ramaſſé une ſuffiſante quantité, on mettra le tout dans un vaiſſeau bien net, & on y joindra du miel bouilli & écumé, à raiſon d'un quarteron pour deux pots de ſuc. Pour accélérer la fermentation, on fera rôtir quelques tranches de pain qu'on jettera dedans : enfin on couvrira le tout de bonne huile d'olive ; la fermentation ceſſée, & la liqueur repoſée, on la remet en bouteilles pour s'en ſervir au beſoin. Cette boiſſon eſt particulièrement bonne contre la maladie connue ſous le nom de *Conſomption.* Il eſt vrai que, par l'extraction de ce ſuc, on expoſe l'arbre à perir bientôt après ; mais c'eſt un ſacrifice qui ne doit point coûter, quand il eſt queſtion de guérir les malades.

RECETTE *pour donner aux liqueurs la couleur ou la teinture que l'on veut.* 1°. Pour faire le rouge cramoisi. Prenez par exemple, pour six pintes de liqueur en rouge cramoisi, trois gros de cochenille, un demi-gros d'alun d'Angleterre; pilez-les en poudre la plus déliée qu'il se pourra, puis versez dans le mortier environ la moitié de trois poissons d'eau bouillante. Remuez promptement les drogues, & jettez ce mélange dans votre liqueur qui doit être assaisonnée de tout ce qu'il faut. Rincez le mortier avec l'autre moitié de votre eau, & jettez ce reste dans la liqueur.

Pour donner le véritable rouge écarlate, prenez deux gros de vermillon ou kermès, demi-gros d'alun, & demi-gros de crême de tartre, & l'employez de la même façon que ci-dessus.

Pour donner la couleur jaune, choisissez les fleurs les plus épanouies de la giroflée jaune, ne prenez que les fleurs les plus jaunes; mettez-les dans un pot rempli d'eau, & faites-en une infusion sur un feu modéré de charbon couvert de cendres : ajoûtez cette infusion au sirop que vous aurez fait pour votre liqueur.

Pour la couleur violette, servez-vous des tablettes de tournesol, ou héliotrope, lesquelles sont faites avec la semence de cette fleur. Pilez de ces tablettes dans un mortier, réduisez-les en poudre deliée, mettez cette poudre dans l'eau bouillante, remuez ce mélange, & le versez doucement dans votre liqueur, mais avant de passer celle-ci à la chausse.

Pour la couleur bleue, on se sert d'une infusion des fleurs de cette couleur, mais sans odeur & d'un tissu délié. La jacinthe, par exemple, donne un bleu céleste. Le moyen le plus simple d'extraire les teintures des fleurs, est de détacher les feuilles colorées, de les mettre dans un vase ou pot, dans lequel on verse de l'eau & que l'on met sur un feu modéré. Cette infusion extrait promptement la couleur & ne laisse aux fleurs qu'une certaine blancheur terne & obscure.

## LES FLEURS,

### ET 1°. LES OIGNONS DES FLEURS.

*On est par-tout dans l'usage de faire fleurir un seul oignon dans l'eau ; mais ne seroit-il pas infiniment plus agréable d'en voir plusieurs ensemble dans le même vase ? Voici comment on peut s'y prendre.* Ayez un pot à fleurs ordinaire, bouchez le trou, ou les trous qu'on y a pratiqués pour laisser écouler l'eau, & lutez-les bien afin que l'eau n'en sorte plus. Adaptez au-dessus une planche trouée en cinq ou six endroits, à distance égale : placez les oignons à chacun de ces orifices, à côté desquels vous pratiquerez aussi de petits trous pour recevoir les baguettes ausquelles on lie les tiges des fleurs : remplissez le pot avec de l'eau, de façon que l'extrémité inférieure des oignons touche à la surface de l'eau ; & si vous avez soin de varier les oignons, vous aurez dans son temps un très-beau pot à fleurs qui durera plusieurs semaines de suite.

Dès que la saison des fleurs est passée, les oignons se dessechent & tombent enfin par les trous dans l'eau ; mais au lieu d'y périr, ils augmentent de volume, & poussent plusieurs rejettons. Si on les laisse dans cette eau pendant le reste de l'année, ils fleuriront ensuite beaucoup mieux, & porteront des fleurs plus belles, que si on les avoit mis en terre, si l'on leur donne les soins nécessaires : on peut les faire fleurir dans une chambre échauffée à un certain degré, depuis Noël jusqu'au mois de Mars ou d'Avril. Au lieu d'une planche, on fera mieux de prendre une lame de plomb qui sera en raison de quatre livres par pied quarré : on y pratiquera également des trous, & l'on l'adaptera au-dessus du pot à fleurs : mais afin de tenir les baguettes qui doivent aider les tiges à monter, on placera une autre plaque de plomb vers le fond du vase, à laquelle on fera des trous qui répondront à ceux qui sont dans la plaque supérieure ; & au moyen de ces deux plaques, les baguettes seront droites & bien assujetties : on pourra tenir les oignons sous l'eau. Au reste, les vases de verre sont préférables à ceux de terre, parce qu'on a l'avantage d'y voir clair, lorsqu'on y remet la quantité d'eau qui s'est consommée ou évaporée. On a trouvé que les oignons secs réussissoient mieux que ceux qu'on prenoit dans la terre ; car les fibres qu'ils ont poussées en terre pourrissent dans l'eau. Il faut que l'oignon en jette d'autres, & la tige ne sera jamais si parfaite, que si l'on eût pris un oignon ſec. Voici la meilleure méthode de ménager ces oignons pendant toute la ſaiſon des fleurs.

Mettez d'abord vos oignons dans les trous, de façon qu'ils ne touchent à la ſurface de l'eau, que par l'extrémité: cela leur fera pouſſer des fibres fortes & en abondance: après qu'elles auront pouſſé ainſi pendant ſix ſemaines, verſez-y autant d'eau qu'il en faut pour les mettre entiérement ſous l'eau, & entretenez-les dans cet état pendant toute la ſaiſon. Si les oignons contractent de la moiſiſſure, pendant qu'ils ſont hors de l'eau, il faut, au lieu de les nétoier, les mettre tout de ſuite ſous l'eau; ce qui les rétablira, & ils fleuriront très-bien. Si on laiſſe les oignons dans l'eau pendant toute l'année, ils ne dépériront point; au contraire, ils fleuriront dans le temps auſſi bien que ceux qui ont été ſéchés. L'expérience a prouvé que ceux des jacinthes & quelques autres ainſi ménagés, acquierent un degré de perfection plus grand que ſi on les avoit mis en terre; & que, ſi on les retire de l'eau dans le temps, & qu'on les ſeche, ils fleuriront tous les ans auſſi bien que des nouveaux. On a obſervé que les renoncules & les anémones poussent de très-belles tiges dans l'eau, mais les oreilles d'ours ne produisent que peu & difficilement. Les roses, le jasmin, & le chevrefeuil fleurissent, non-seulement dans l'eau, mais y poussent même des rejettons. Les rejettons coupés à environ trois pouces sous terre, sans aucuns filamens, sont les meilleurs. Aucune plante tirée de terre & mise dans l'eau n'y réussira, mais toute plante élevée ou nourrie dans l'eau profitera en terre. On peut également mettre des semences dans l'eau, comme des féves, des pois : ils germent, fleurissent, portent des grains comme en terre. Si on veut transplanter les oignons qui pourrissent aisément en terre, il faut faire un trou comme à l'ordinaire. On place ensuite au fond du trou l'oignon tiré de l'eau sans mettre de la terre dessus, jusqu'à ce qu'il ait jetté des fibres, & que la tige ait poussé : alors on le couvre peu-à-peu de terre à la hauteur ordinaire : on conserve par cette méthode les oignons qui sont sujets à pourrir.

Quand on veut mettre les oignons dans l'eau, il faut les nétoier soigneusement de toute pourriture, & en ôter les vieilles peaux. Si l'eau commence à se corrompre, on la jettera, on nétoiera les parois du vase; on en versera près des oignons pour en détacher les ordures, & l'on remettra le tout comme auparavant. S'il y a des saletés qui surnagent, on remplira le vase jusqu'à ce que l'eau déborde & que toutes les immondices soient entraînées. Quand on veut mettre dans un même vase différentes fleurs, il faut choisir des oignons de grandeur égale, comme ceux de jacinthe & de narcisse, de tulipe & de jonquille.

MOYEN *pour faire venir sur un même pied des fleurs de la même espece & de différentes couleurs; par exemple des giroflées.* Prenez des branches de giroflées doubles, d'autant de couleurs différentes que vous voudrez en allier ensemble. Coupez-les par le bas en pied de biche. Enlevez à chacune d'un côté la pellicule ou écorce tendre qui la couvre, & appliquez ces côtés ainsi pelés les uns contre les autres, les liant fortement ensemble avec une feuille de porreau. Passez ces branches ainsi unies dans un tuyau de canne, gros comme le pouce & long de cinq, que vous vuiderez de

sa

sa moële, & que vous fendrez dans sa longueur de l'un à l'autre bout, en deux parties égales : vous les rejoindrez ensuite en les assurant & enveloppant avec de la soie torse, ou du crin, ou de la ficelle goudronnée. Ces branches ainsi unies doivent sortir par le bas du tuyau de la longueur au moins de deux pouces. Ensuite vous les planterez en terre. La séve se confondant du côté qu'elles sont pelées, les unira intimément, & n'en fera plus absolument qu'une seule tige, qu'il faudra examiner de bien près, pour en reconnoître l'artifice.

MÉTHODE *pour avoir des fleurs de bonne heure.* Prenez du sel ammoniac, la grosseur d'une noix; dissolvez-le dans environ une pinte d'eau, mesure de Paris. Vers la Saint-Michel, remplissez un pot de bonne terre de jardin : semez-y vos semences, ou plantez-y les oignons: arrosez ce pot avec la dissolution ci-dessus; gardez-le dans une chambre chaude : & vers Noël vous aurez des fleurs qui continueront de pousser pendant les mois de Janvier & de Février.

MOYEN *d'avoir des fleurs naturelles &*

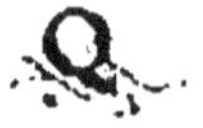

*de les faire éclorre le jour que l'on veut.* 1°. On doit, dans le temps que les dernieres fleurs que l'on veut conſerver tombent, choiſir ſur la tige les boutons les mieux formés & prêts à s'ouvrir. 2°. Les couper avec des ciſeaux, mais leur laiſſant une longue queue au moins de trois pouces. 3°. Boucher l'endroit coupé avec de la cire d'Eſpagne. 4°. Laiſſer faner les boutons, & enſuite les envelopper chacun à part dans un morceau de papier blanc & bien ſec; enfin les ſerrer dans une boëte ou tiroir. Lorſqu'on veut les faire éclorre, en quelque temps de l'hyver que ce ſoit, on doit la veille couper le bout au-deſſus de la cire d'Eſpagne, & les mettre tremper dans l'eau dans une caraffe ou cloche. Il ſeroit fort bon de mettre dans l'eau un peu de nitre: le lendemain on verra les boutons s'ouvrir, s'épanouir, briller de leurs vives couleurs, & reprendre leur odeur naturelle.

MOYEN *de produire de la variété dans les fleurs.* Un bon moyen pour perfectionner les plantes & leur faire donner des fleurs doubles, au lieu de ſimples, c'eſt de les tranſplanter ſouvent, par exemple, d'abord dans le printems, ensuite en automne, puis encore au printems suivant, & ne les laissant pas fleurir dans tout ce temps : par ce moyen des giroflées simples, sont parvenues à porter des fleurs doubles. 2°. Pour diversifier la couleur d'une fleur, il faut l'arroser uniquement avec de l'eau teinte à fond de la couleur dont on veut que la fleur soit. 3°. Un autre moyen plus sûr & plus facile de se procurer des fleurs diversifiées, soit pour la couleur & la multiplication des fleurs, est de semer les graines de ces plantes dont on veut avoir des fleurs variées dans une terre riche, & qui soit différente de celle qui étoit naturelle à ces plantes quand elles étoient sauvages ; car si vous semez la graine d'une giroflée simple, par exemple, dans un bon terrein, entre grand nombre qui porteront des fleurs simples, vous en trouverez qui donneront des fleurs doubles, & quelques-unes d'une couleur autre que celle de la mere-plante. Vous pourrez ensuite les multiplier de bouture & de marcote. Les plantes qui sont les plus propres à être diversifiées ainsi en les semant, sont les giroflées, les anémones, les oreilles d'ours, les œillets, les tulipes, les violiers jaunes, les pieds d'alouettes, les marguerites, les violettes, les crocus, & les hépatites.

MOYEN *pour varier la couleur des roses*. Pour avoir des roses ou d'autres fleurs, blanches, rouges, vertes, jaunes, incarnat, il faut prendre une terre bien grasse, la faire bien sécher au soleil, & la réduire ensuite en poudre très-fine. On la met dans un pot, où l'on plante telles fleurs que l'on veut, en observant de ne les arroser qu'avec ce qui suit. Si on les veut rouges, on fait bouillir dans de l'eau du bois de brésil, coupé menu, jusqu'à ce que l'eau soit réduite au tiers. Lorsqu'elle est refroidie, on arrose la plante soir & matin, jusqu'à ce qu'elle paroisse avoir pris racine, & qu'elle soit hors de danger, après quoi on peut l'arroser avec de l'eau ordinaire. Les veut-on vertes? on fait bouillir de l'eau comme ci-dessus, avec le fruit de l'arbrisseau nommé bourguépine. Il a sans doute un autre nom ailleurs.

Pour les avoir jaunes, on prend le même fruit, non mûr; & de sa décocsion, on arrose au moins l'espace de quinze jours. Enfin, si on les veut noires, on emploie de la même façon de la noix de galle, avec un peu de vitriol. Il faut observer qu'avec ces divers arrosemens, la tige retient partie de sa couleur naturelle, & partie de la couleur factice; de sorte qu'elle est de deux couleurs. Veut-on les avoir de trois couleurs? On arrose le matin un côté de la plante d'une eau colorée, & le soir l'autre côté d'une couleur différente, de maniere qu'elle soit impregnée le matin & le soir de deux couleurs. *Ce secret a été communiqué par un Capucin de Schelestat.*

AUTRE *maniere de faire venir des roses vertes, & des jaunes.* La nature ne produit jamais des roses vertes, si elle n'est secondée par l'art. C'est l'effet d'une greffe qui leur donne cette couleur; & il est très-facile de s'en procurer. Il y a bien des années qu'on s'est avisé de faire venir des roses jaunes. C'est la même opération. Plantez un houx auprès d'un rosier, & lorsqu'il a repris racine, fendez un brin de ce houx par le milieu, & insinuez-y un brin de votre rosier jusqu'à un œil que vous faites passer de l'autre côté. Puis quand l'œil de votre rosier que vous avez fait passer au-dehors a poussé son jet, coupez le rosier de l'autre côté de la branche de houx; les roses qui en proviendront seront vertes. Pour avoir des roses jaunes, on fait la même opération sur un genet, au lieu du houx.

MOYEN *de donner des couleurs aux fleurs*. On doit pour cela, pulvériser de la terre grasse cuite au soleil, l'arroser l'espace de quinze ou vingt jours d'une eau rouge, jaune, ou autre. Ensuite on doit semer la graine de quelque fleur, mais il faut que cette fleur soit d'une couleur contraire à celle de cette teinture artificielle. On peut encore enfermer dans une petite canne bien déliée trois ou quatre graines d'une autre fleur, & la recouvrir de terre & de bon fumier; car ces semences se mettant toutes en une, ne font qu'une racine, & peuvent produire une agréable variété de couleurs.

A l'égard des plantes qui ont la tige & les branches fortes, on les perce jusqu'à la moële: on insinue dans cette ouverture les couleurs que l'on veut donner aux fleurs; on couvre le tout avec du fumier de vache, ou avec de l'argile, & les fleurs auront autant de couleurs différentes, que l'on en aura mis; mais ces couleurs étrangeres ne s'étendent pas au-delà d'une année.

MOYEN *de donner diverses odeurs aux fleurs qui n'en ont point, ou qui n'en ont que de désagréables, comme les tulipes, & autres.* On doit pour cela, lorsqu'on en seme la graine, détremper du fumier de mouton dans du vinaigre. On y met un peu de musc, de civette, ou d'ambre en poudre: il faut faire macerer les graines, ou les oignons pendant quelques jours dans cette liqueur, en arroser les plantes naissantes; & les fleurs qui viennent ensuite, répandent une odeur très-douce & très-agréable: c'est ce qui est confirmé par l'expérience. Pour les plantes qui viennent de racines de boutures, ou de marcottes, l'opération se fait au pied comme pour les couleurs.

MANIERE *de faire croître des fleurs en hyver, & de conserver les fruits, &*

*les fleurs pendant toute une année.* Levez de terre les arbres par les racines au printems, précisément quand ils commencent à pousser des boutons, en conservant un peu de leur propre terre autour des racines : placez-les droits dans un cellier jusqu'à la Saint-Michel, ensuite mettez-les dans des vases, en y ajoûtant une plus grande quantité de terre, & les placez dans une étuve, où vous aurez soin d'arroser la terre tous les matins avec de l'eau de pluie, dans laquelle vous aurez fait dissoudre gros comme une noix de sel ammoniac, par chaque quarte d'eau; & le fruit paroîtra vers le carême. A l'égard des fleurs, prenez un bon pot de terre : semez-y votre graine à la St. Michel, & l'arrosez de même avec une eau semblable, vous aurez à Noël des fleurs, comme des tulipes, des lys, &c. L'une & l'autre de ces choses peuvent se faire dans une cuisine bien chaude, & on pourra mettre les vases à l'air pendant quelques heures quand le soleil luit. Pour conserver les fruits & les fleurs, prenez une livre de salpêtre, deux livres de sel ammoniac, & trois livres de sable ordinaire bien net : mêlez le tout ensemble, & observez la même proportion dans d'autres quantités : ensuite par un temps sec, prenez du fruit de telle ou telle sorte, qui ne soit pas entiérement mûr, mettez-les séparément dans un vase de verre ouvert, & ensuite couvrez-les d'une toile huilée bien attachée au-dessous : enfin enterrez chacun de ces verres à quatre doigts de profondeur dans un cellier bien chaud, & de maniere qu'autour de chaque verre & dessus & dessous il puisse y avoir deux doigts d'épaisseur de ce mélange.

MÉTHODE *de sécher les fleurs de façon qu'elles conservent leur couleur naturelle.* On prend du sable fin, qu'on lave si souvent, qu'il n'y reste ni terre, ni sel : on le seche ensuite : on en met dans un gobelet ou bocal une certaine quantité : on y enfonce la tige de la fleur. On donne aux feuilles & à la fleur leur situation naturelle : après quoi, on couvre l'un & l'autre avec le même sable à la hauteur d'une ligne au-dessus de la fleur ; on place ensuite ce bocal au soleil, ou, si c'est en hyver, dans une chambre où il y ait une chaleur modérée, jusqu'à ce que le tout soit bien sec.

On ôte ensuite le ſable avec toute la précaution poſſible, on nétoie les feuilles avec un plumaceau. Quelques eſpeces de fleurs perdent leur brillant, mais on peut le leur rendre. Quant aux roſes & toutes les fleurs d'une couleur auſſi délicate, elles la reprennent en les expoſant à une vapeur modérée de souffre : celles de couleur de ponceau & de cramoiſi reviennent à la vapeur de la ſolution d'étain dans l'eſprit de nitre. La vapeur de la ſolution de limaille de fer dans l'eſprit de vitriol, rend le verd aux feuilles & aux tiges. Cette méthode réuſſit parfaitement dans les fleurs ſimples : il y a quelque difficulté par rapport aux œillets & aux autres fleurs doubles. On réuſſit dans les œillets, en fendant le calice des deux côtés & en le collant enſuite après avoir ſeché la fleur, ou en le trouant avec une épingle en différens endroits. Quant à l'odeur qui ſe paſſe en grande partie, on peut la leur rendre, en laiſſant tomber au milieu de la fleur une goutte de quelque huile diſtillée; par exemple, l'huile de roſes ſur les roſes, & l'huile de girofle ſur les œillets.

SECRET *pour conſerver les fleurs.* Rempliſſez juſqu'à moitié ſeulement un vaſe de terre, de cuivre, ou de bois, de ſable paſſé au tamis : verſez enſuite juſqu'aux bords du même vaſe de l'eau bien pure & bien claire, que vous remuerez & mêlerez bien avec un morceau de bois dans le ſable, pour en détacher les particules de terre graſſe ou de fumier qui pourroient y être reſtés. Le ſable étant repoſé ; vous ôterez l'eau trouble du vaſe, en la verſant par inclination, & vous continuerez de laver ce ſable juſqu'à ce que toute l'eau qui le couvre ſoit limpide & ſans aucun nuage. Quand le ſable eſt ainſi bien nétoié, on l'expoſe au ſoleil tout le temps qu'il faut pour deſſecher entiérement ſon humidité. On prépare enſuite pour chaque fleur un vaiſſeau d'un volume convenable de terre ou de fer-blanc ; on choiſit les fleurs les plus belles, les plus parfaites & les plus ſeches, en obſervant de leur laiſſer une tige d'une longueur ſuffiſante. D'une main on les poſe délicatement dans le vaſe, de maniere qu'elles ſoient enfoncées de deux ou trois doigts au-deſſous des bords, & qu'elles ne touchent point le vaſe : de l'autre main on verse peu-à-peu le sable jusqu'à ce que toute la tige ou la queue des fleurs soit couverte : puis on en couvre légérement la fleur, même en écartant un peu ses feuilles. La tulipe exige de plus une petite opération : il faut couper la sommité triangulaire qui s'éleve du milieu de son calice, & par-là, les feuilles de la fleur resteront mieux attachées à la tige. Lorsqu'on aura rempli les vases, on les laissera pendant un mois ou deux dans un endroit bien exposé au soleil, & l'on enterrera les fleurs peu différentes, quoique desséchées, des fleurs fraîchement écloses, mais sans odeur. Voilà le moyen décrit par Ferrario, Jésuite de Sienne, & traduit de son ouvrage intitulé *Flora seu de Florum culturâ. lib. IV.*

SECRET *pour conserver les fleurs.* Prenez du sable de riviere, & le plus blanc que vous puissiez trouver. Après l'avoir passé plusieurs fois par un tamis fin, jettez-le dans un vase de verre plein d'eau, & frottez-le long-temps entre vos doigts pour le broyer, & l'affiner encore. Versez ensuite toute l'eau par inclination, & mettez le sable secher au soleil. Ce sable étant ainsi préparé & bien sec, enterrez-y doucement les fleurs avec leurs feuilles & leurs queues; arrangez-les de telle sorte qu'elles ne perdent rien de leur forme. Après avoir gardé quelque temps ces fleurs de cette maniere jusqu'à l'entiere évaporation de l'humidité, retirez-les, & renfermez-les dans des bouteilles, bouchez-les bien exactement, & tenez-les à couvert de toute espece d'altération: mais il faut qu'elles aient toujours une chaleur moderée, car si elle étoit trop forte, les couleurs se faneroient, & si elle n'étoit pas au dégré suffisant, elle ne pourroit dessecher toute l'humidité qui peut y rester encore. Au reste, c'est sur les fleurs des arbres fruitiers que l'auteur de ce secret (*Monsieur de Monti, Académicien de Boulogne*), a fait ses plus curieuses expériences, & il avoue qu'il n'a pas toujours réussi dans les fleurs qui proviennent d'oignons, parce qu'elles sont plus humides.

AUTRE *moyen de conserver les fleurs pendant long-temps dans leur forme & avec leurs couleurs naturelles.* Ayez du beau sable de riviere : nettoyez-le autant qu'il est possible en le purifiant de toutes les immondices qu'il peut contenir, puis faites-le secher au soleil ou sur une poele : passez-le par un tamis & ne vous servez que du plus fin. Faites faire une caisse de bois ou de fer-blanc étamé & de la grandeur que l'on veut. Couvrez le fond de la caisse de trois ou quatre doigts de sable & enfoncez-y le bout de la queue des fleurs, de maniere qu'elles se tiennent droites les unes à côté des autres, mais sans se toucher aucunement, & remplissez tout le vuide au tour des queues avec ce sable. Quand elles sont bien enterrées, repandez-en autour des fleurs, en-dedans, & par-dessus, couvrez le tout d'une couche de deux ou trois doigts de ce sable; mettez cette caisse dans un endroit exposé au soleil, ou dans un lieu échauffé, & l'y laissez pendant un mois : à l'égard des tulipes il faut couper adroitement le pistile qui s'éleve au milieu & renferme la graine, & remplir le vuide de sable. On ne doit pas mettre trop de fleurs dans une même caisse, ni faire la caisse trop large.

## SECRETS SUR LA PEINTURE.

### ET 1°. SUR LES COULEURS.

RECETTE *pour composer des couleurs dont on peut peindre & embellir des ouvrages de menuiserie, & maniere de les employer.* 1°. Pour peindre une table, ou une boisure, ou une muraille, & tout ce qu'on appelle des fonds polis, calcinez de la céruse, c'est-à-dire concassez-la en morceaux gros comme des noisettes; ensuite mettez-la sur le feu dans une poële de fer, & remuez-la comme on a coutume de remuer le caffé que l'on brûle. Lorsqu'elle prendra une couleur jaune, ce sera la marque qu'elle sera suffisamment calcinée, alors vous la tirerez de dessus le feu, & la broyerez sur votre pierre de porphire ou de marbre avec de l'huile grasse dont nous allons donner la composition, & ainsi preparée à l'huile grasse, vous l'emploierez avec de l'huile de thérébentine, car tout ce qui a été broyé à l'huile grasse doit être employé à la thérébentine, dont la propriété est d'étendre & de faire couler la couleur.

Donnez trois ou quatre couches de cette céruse sur ce que vous voulez peindre, comme table ou boiserie, & ayez attention d'en bien couvrir la surface : on ne donne une nouvelle couche, que lorsque la précédente est seche, ce que l'on connoit en y portant le doigt qui ne doit s'y attacher en aucune façon. Vos couches ainsi mises & bien sechées, vous aurez de la pierre de ponce, réduite sur un marbre en poudre impalpable, & en prendrez avec un linge mouillé que vous tiendrez en forme de tapon d'une grandeur convenable ; vous en frotterez modérement votre ouvrage & le polirez entierement. N'épargnez point l'eau dans cette opération, elle ne gâtera rien. C'est après ce premier fond poli, qui porte aussi le nom d'*apprêt dur*, que l'on met à son gré la couleur. Voici maintenant la maniere de faire l'huile grasse.

Mettez dans une bouteille de verre deux pintes d'huile de noix ; ensuite une livre de plomb coupé par morceaux les plus petits qu'il est possible. Exposez cette bouteille à l'ardeur du soleil l'espace de trois mois dans la plus belle saison. Au bout de ce temps, pour connoître si elle est assez cuite, prenez-en avec un pinceau que vous passerez sur une vitre, & si elle seche aussitôt, c'est une preuve qu'elle est faite, & vous la tirerez au clair dans d'autres bouteilles. Le même plomb pourra vous servir plusieurs fois. Cette méthode est à la vérité un peu longue, mais aussi elle est moins dispendieuse que d'autres, & l'huile grasse est infiniment meilleure. Il s'agit maintenant d'enseigner la composition des couleurs pour la menuiserie,

Pour le *blanc*, broyez à l'huile grasse de la céruse dans laquelle vous mettrez une pointe de bleu, afin de soutenir le blanc, qui jaunit avec le temps.

Pour le *verd*, sur deux livres de céruse, mettez une livre de verd-de-gris simple. Cette couleur se pose ordinairement sur une impression blanche, & elle réussit encore mieux si le fond poli est d'un gris fort clair.

Pour le second *verd*, prenez du verd de montagne, dans lequel vous ne mettrez de céruse qu'autant qu'il conviendra pour le faire clair, ou foncé, vous broyerez l'un & l'autre à l'huile grasse, & l'impression sera en gris clair.

Pour un troisiéme *verd*, employez pour ce verd, qui sera plus beau que les autres, du verd-de-gris calciné que vous tremperez à votre gré avec la céruse. On peut le broyer à la thérébentine, comme à l'huile grasse, & alors en l'emploie au vernis; mais en ce cas la céruse veut être préparée à la thérébentine; l'impression sera toujours en gris clair.

Pour le *gris de lin*, broyez séparément de la lacque, du bleu de Prusse & du blanc de céruse: après quoi vous composerez avec ces trois couleurs, tel gris de lin qu'il vous plaira; l'impression sera encore en gris clair.

Pour le *bleu*, cette couleur se fait avec le bleu de Prusse & de la céruse plus ou moins selon que l'on veut la nuance du bleu. Broyée à la thérébentine & employée au vernis, elle sera beaucoup plus belle: l'impression sera en gris: il faut se souvenir que toutes les couleurs se broyent séparément, ensuite on les mêle pour faire la teinte.

Pour la couleur *de bois de chêne*, elle se fait avec de l'ocre de rut & de la terre d'ombre; elle sera plus claire ou plus foncée selon que l'ocre de rut dominera plus ou moins. On broyera à l'huile grasse.

Couleur *de bois de noyer*, prenez du blanc de céruse, de l'ocre de rut, & une pointe de noir; broyez le tout à l'huile grasse.

Couleur *de marron*, le rouge d'Angleterre & le noir d'ivoire font le marron foncé: il sera plus clair, si l'on met du jaune à la place du noir: broyez à l'huile grasse.

Pour le *jaune*, cette couleur se fait avec de l'ocre de Berry que l'on dégrade autant que l'on veut avec du blanc de céruse. Broyez toujours à l'huile grasse & employez à la thérébentine.

Pour le *jonquille*, prenez de l'orpin que l'on mêle avec de la céruse. Il y a trois sortes d'orpin dont les nuances sont différentes; mais il faut sçavoir, 1°. Que l'orpin ne se broye qu'à la thérébentine pour s'employer au vernis. car autrement il auroit trop de peine à secher. 2°. Que cette couleur ainsi broyée veut être employée sur le champ.

Pour le *rouge* imitant celui de la Chine, on le fait en tempérant le rouge d'Angleterre avec du vermillon. En fait de teintes, il est impossible dans leur composition de déterminer la quantité de couleurs qui y entrent: leur perfection dépend du coup-d'œil de l'artiste.

Pour la *couleur d'or*, on la compose avec les trois sortes d'orpins dont nous venons de parler, avec un peu de blanc de céruse & une pointe de vermillon: toutes ces couleurs seront broyées séparément, & le coup-d'œil réglera ce mélange pour attraper la véritable couleur de l'or.

*Voici pour l'application des couleurs.* Lorsque vous aurez choisi votre couleur, & fait votre teinte, vous en donnerez deux ou trois couches sur votre fond poli, de sorte qu'il en soit bien couvert; il ne faut donner ces couches, les unes après les autres, que lorsqu'elles seront seches: c'est une patience qu'il est nécessaire d'avoir. On polira ensuite la couleur avec une pierre de ponce, comme on a fait le fond poli, ou apprêt dûr, & l'on passera dessus trois ou quatre couches de vernis blanc ou brun. Quand le vernis est sec, on le polit avec la pierre de ponce. Pour que chaque couche seche plutôt, il faut mettre dans la céruse & les couleurs, de la coupe-rose calcinée. On calcine la coupe-rose en la mettant sur le feu dans une poele de fer, elle y fond toute seule & bout: lorsqu'elle a cessé de bouillir, elle est suffisamment calcinée: & on la broye alors en poudre impalpable.

MOYEN *de peindre des figures en or & en argent sur divers petits meubles, comme boëtes, encoignures, cabarets, paravents, & autres.* On prendra des papiers dorés & argentés, que l'on choisira selon ses idées & son goût; il en est de toutes sortes. Soit qu'on laisse les feuilles entieres, soit qu'on les découpe par morceaux pour faire des compartimens ou une suite de figures & d'ornemens, tels qu'on l'imaginera, on mettra le papier trempé dans du vinaigre l'espace d'un quart-d'heure & non plus longtemps. Alors mettez une couche de vernis sur votre ouvrage dans la place où vous voulez que soit l'or ou l'argent. Appliquez dessus votre papier trempé, l'or ou l'argent en dessous, & passez par-dessus fort légérement le manche d'un canif, ou autre chose semblable. Ensuite enlevez le plus doucement qu'il vous sera possible votre papier, & vous verrez avec une agréable surprise que les figures & desseins d'or & d'argent sont restés attachés au vernis tels qu'ils étoient sur le papier, & conserveront le même brillant. Lorsque le tout est sec, on le couvre de deux couches de vernis que l'on peut polir avec la pierre de ponce selon la maniere ci-dessus indiquée.

MOYEN *de bronzer & dorer à l'huile.* Il faut pour cela avoir du mordant à l'huile. Or ce mordant se fait ainsi. Ayez un pot de terre vernissé & neuf, qui contienne deux pintes, remplissez-le à moitié de couleurs préparées à l'huile. Celles qui vous resteront des ouvrages que vous auriez faits y seront très-propres, quand même il s'y seroit formé une peau dessus; vous y mettrez aussi cette peau : ajoûtez-y une pinte d'huile de lin & un poiçon de vernis commun. Alors mettez votre pot sur un feu médiocre comme de la petite braise. Cuiſez doucement, & lorſque vous verrez votre matiere ou liqueur ſe réduire & être tarie d'un quart, comptez qu'elle ſera ſuffiſamment cuite. Retirez votre pot du feu, paſſez le tout, & mettez le mordant ainſi fait dans un autre pot de terre verniſſé pour vous en ſervir au beſoin : il ſe conſerve un an entier ſans s'affoiblir. Quand on veut s'en ſervir, on leve une partie de la peau qui ſe forme deſſus, on la rejette ſur l'autre & on la remet dans ſon premier état, après que l'on a tiré ce que l'on vouloit. On ſe ſert de ce mordant pour bronzer & dorer à l'huile. Pour bronzer, après qu'on a appliqué le mordant ſur la piéce, on poudre par deſſus le bronze tout ſec, & en tenant un papier au-deſſous, on frotte la piéce avec une broſſe neuve, afin de faire tomber le ſuperflu du bronze qui n'a point été arrêté par le mordant pour qu'il ne ſoit pas perdu : il n'eſt pas néceſſaire de paſſer aucun vernis ſur le bronze, mais il en faut paſſer ſur l'or que l'on a appliqué. Au reſte, on vend partout du vernis pour cet uſage, qui ſe nomme *vernis à l'or.* Il faut attendre que l'or ſoit parfaitement ſec avant de donner la couche de vernis. Lorſque le mordant ſe trouve trop épais, on le rend plus coulant en y mêlant un peu d'huile graſſe.

MOYEN *de faire un beau bleu.* On le tire du barbeau ou bleuet, qui ſe trouve en abondance dans preſque tous les champs de bled, & que l'on peut cueillir pendant quatre mois de la belle ſaiſon ſans endommager le bled. Cette fleur a deux nuances bleues, l'une plus claire dans les feuilles extérieures, l'autre plus chargée dans le milieu de la fleur. On peut ſe ſervir de l'une & de l'autre; mais les feuilles du milieu produiſent une couleur beaucoup plus belle: il faut les ſéparer des autres feuilles le jour même qu'on les a cueillies, ou au moins bientôt après. Quand on en aura amaſſé une certaine quantité, il en faut exprimer le plus de ſuc qu'on pourra, & y ajoûter un peu d'alun: par-là on aura un bleu durable, tranſparent, d'une couleur très-éclatante, & qui ne le cede gueres à *l'outre-mer.*

MOYEN *de faire le jaune de Naples.* Cette couleur eſt très-utile, on l'emploie ploye principalement dans la peinture ſur l'émail, ainſi que ſur la porcelaine. La compoſition de cette couleur a été longtemps un ſecret, mais il a été découvert depuis peu. Voici comme on fait ce jaune. Prenez douze onces de belle céruſe, deux onces d'antimoine diaphorétique, une demi-once d'alun calciné, & une once de ſel ammoniac bien pur. Toutes ces matieres étant bien pilées dans un mortier de marbre & mêlées enſemble, on les met dans une capſule de terre à creuſet garnie de ſon couvercle, on calcine le tout à un feu moderé, qui d'abord doit être fort doux, & qu'on augmente peu-à-peu, mais de maniere que la capſule ne devienne que d'un rouge obſcur. Cette calcination dure environ trois heures, & au bout de ce temps, on trouve la matiere convertie en jaune de Naples. Si l'on veut que ce jaune ſoit plus doré, il faut augmenter la doſe de l'antimoine & du ſel ammoniac : lorſqu'on veut qu'il ſoit moins fuſible, on augmente la quantité de l'antimoine & de l'alun.

MÉTHODE *pour préparer une liqueur*

*qui pénetre dans l'intérieur du marbre, de maniere qu'on puisse peindre sur la surface des choses qui paroîtront aussi en-dedans.* Prenez de l'eau forte & de l'eau regale, de chacune deux onces, une once de sel ammoniac, deux dragmes du meilleur esprit-de-vin, autant d'or qu'on en peut avoir pour cent sols, & deux dragmes d'argent pur. Après vous être pourvu de ces matériaux, & avoir calciné l'argent, mettez-le dans une phiole, & ayant versé par-dessus les deux onces d'eau forte, laissez-le évaporer; vous aurez une eau qui donnera d'abord une couleur bleue, & ensuite une couleur noire. Calcinez pareillement l'or. Mettez-le dans une phiole, & versant l'eau régale par-dessus, mettez-la évaporer: ensuite versez votre esprit-de-vin sur le sel ammoniac, & le laissez aussi évaporer, vous aurez une eau de couleur d'or qui fournira différentes couleurs; vous pouvez extraire de cette façon beaucoup de teintures, de couleurs, par le moyen des autres métaux. Cela fait, à l'aide de ces deux eaux, vous pourrez peindre tout ce que vous voudrez sur le marbre blanc de l'espece la moins dure, & renouveller pendant quelque temps la même figure des deux côtés. A l'égard de la peinture qui pénétre le marbre, cet art n'eſt point perdu en Angleterre, & il y a une femme dans la Province d'Eſſex qui s'en acquitte d'une maniere très-curieuſe.

SUR LA *Peinture en paſtel. Nouvelle invention de peindre en paſtel, en cire, ou à l'encauſtique.* On donne communément le nom de paſtel à une peinture réſultante de pluſieurs crayons composés de différentes couleurs broyées & réduites en pâte avec de l'eau de gomme. Ainſi peindre en paſtel n'eſt autre choſe que peindre avec ces couleurs qu'on mêle ſuivant les différentes teintes qu'on veut faire. Ces ſortes d'ouvrages, relativement à la délicateſſe & au peu de ſolidité des crayons, s'exécutent toujours ſur du papier dont le fond eſt déja pour l'ordinaire empreint de quelque couleur & principalement teint en bleu tendre, appellé papier d'Hollande; mais comme ce papier bleu, malgré la gomme avec laquelle il a été préparé à la manufacture, eſt extrêmement ſujet à l'humidité, &

que de ſa propre nature il eſt de peu de durée, à moins qu'on n'ait attention de le conſerver ſous verre, ce ſera toujours un défaut irrémédiable attaché à la peinture en paſtel.

C'eſt à ces conſidérations qu'eſt dûe la découverte d'une nouvelle ſorte de peinture en paſtel bien ſupérieure à celle qui eſt en uſage. Cette peinture eſt appellée paſtel en cire, & on en doit la découverte à Monſieur Réifſtein, célebre Peintre Allemand : en voici le procédé. Au lieu de ſe ſervir de papier ou de parchemin pour le fond du tableau, on emploiera à cet uſage une toile d'un tiſſu ferme & ſerré. Comme le grain de cette toile ſeroit néceſſairement dans le cas d'émouſſer les crayons, on ne peut ſe ſervir de ceux qui font la baſe du paſtel ordinaire. On en emploie d'autres qui ont plus de réſiſtance : en voici la compoſition. Quant à la toile, on commence pour la premiere préparation par l'enduire d'une couche d'huile ; puis par le moyen d'un crible, ou tamis bien fin, on répand également deſſus toute la ſurface du tableau autant de verre en poudre que la toile en peut prendre. Cette pouſſiere de verre & cette huile forment dans peu en ſe ſéchant une eſpece de maſtic ou de couche ſolide qui unit toûte la ſurface de la toile, & lui donne beaucoup de ſolidité. Lorſqu'elle eſt entiérement ſeche, c'eſt alors le temps de peindre ſur cette ſurface avec les crayons les plus durs : en voici l'apprêt.

On réduit d'abord les couleurs en poudre très-fine ; on les met enſuite dans un vaſe de terre bien verniſſé, que l'on échauffe peu & à petit feu, & lorſqu'elles ſont ſuffiſamment échauffées, on jette deſſus de la cire fonduë, avec une certaine quantité de graiſſe de cerf. On doit ſur le champ remuer ce mélange juſqu'à ce que le tout ſoit preſque refroidi. Pour lors on commence à former les crayons, & pour leur donner de la conſiſtance on les jette dans l'eau froide à meſure qu'ils ſont formés. Les couleurs les plus vives ou les plus foncées les unes que les autres, qui ſont celles avec leſquelles on forme les clairs & les ombres, doivent être préparées avec la ſeule graiſſe de cerf : elles en ſont plus tendres, & dès-là ſe manient avec beaucoup plus de facilité. Cette ſorte de peinture eſt, comme on voit, plus ſolide que le paſtel ordinaire, & elle eſt toute auſſi aiſée à manier que l'autre. Cependant il ſeroit à ſouhaiter que, pour conſolider ce paſtel, dont la cire & la graiſſe de cerf ſont la baſe, & parvenir à le fixer, on fit uſage d'un mordant, qui pût s'appliquer ſur ce nouveau genre de paſtel, & c'eſt ce qu'on n'a pas encore trouvé; mais le genie de quelque Artiſte pourra faire cette découverte.

*Même maniere plus abrégée.* Au lieu de papier & de parchemin, on emploie une toile, parce qu'il faut pour les crayons plus de réſiſtance. On enduit cette toile d'une couche d'huile, & on en répand deſſus également, par le moyen d'un crible de verre en poudre. Lorſqu'elle eſt entierement ſeche, on peint avec les crayons les plus durs. Voici l'apprêt de ces crayons. On réduit d'abord les couleurs en poudre très-fine, on les met enſuite dans un vaſe qu'on échauffe à petit feu; & ſur ces couleurs ainſi préparées, on jette de la cire fondue, avec une certaine quantité de graiſſe de cerf. Il faut bien remuer le tout jusqu'à ce qu'il soit presque refroidi. Alors on commence à former les crayons, & pour leur donner de la consistance, on les jette à mesure dans de l'eau froide. Les couleurs plus vives ou plus foncées que les autres, c'est-à-dire, celles qui servent à former les clairs & les ombres, doivent être préparées avec de la seule graisse de cerf : elles en sont plus tendres & se manient mieux. Cette maniere de peindre a été imaginée depuis peu par le même Peintre Allemand.

Moyen *de teindre en couleur d'or.* Après avoir teint d'abord votre soie, laine, coton, ou fil, en couleur jaune, prenez pour chaque livre une once de bois de fiset, ou de coupeaux de bois jaune & la grosseur d'une féve de potasse : faites-les bouillir pendant une demi-heure dans de l'eau : mettez-y ensuite votre soie, & retournez-la tant que la couleur soit à votre fantaisie.

Secret *pour donner à l'or une couleur belle & foncée.* Prenez trois onces de vitriol rouge calciné, deux onces de sel ammoniac & une once de verd-de-gris : broyez le tout ensemble, & le tenez bien sechement : quand vous voudrez colorer votre or, humectez-le ; jettez de cette poudre par-dessus : faites-le recuire à plusieurs reprises, & tremper dans l'eau.

*Pour colorer une vieille chaîne d'or & la rendre comme neuve.* Prenez de l'urine, faites-y dissoudre du sel ammoniac, & faites bouillir dans cette composition la chaîne d'or : elle reprendra une couleur vive & brillante.

MANIERE *d'argenter le cuivre ou l'airain.* Prenez une once d'argent fin, du sel gemme, & du sel ammoniac, de chacun six onces ; & six onces de *fiel de verre* : battez l'argent bien mince ; & faites-le dissoudre dans une once d'eau forte ; ensuite jettez-y un peu de sel, l'argent se précipitera au fond sous la forme d'une chaux blanche : ôtez cette eau, & mettez-en de nouvelle : répétez cette opération jusqu'à ce que la chaux d'argent ait perdu toute odeur d'eau forte, sechez cette chaux d'argent : ensuite prenez les ingrédiens ci-dessus, & broyez-les sur une pierre nette. Quand ils seront bien broyés; mêlez-les, & les broyez de nouveau avec la chaux d'argent; & ajoûtez-y un peu d'eau jusqu'à ce que le mélange ressemble à une pâte épaisse: mettez cette pâte dans un vaisseau de terre net: quand vous voudrez argenter, ayez soin que votre métal soit net, & bien limé: ensuite frottez-le avec la pâte ci-dessus, & mettez-le sur des charbons ardens. Quand il a cessé de fumer, grattez-le bien, & le frottez encore avec la matiere d'argent, faites la même opération une troisieme fois, & votre métal sera très-bien argenté.

POUDRE *pour argenter le cuivre, ou d'airain, en le frottant simplement avec le doigt.* Faites dissoudre un peu d'argent dans de l'eau forte, ajoûtez-y du tartre & du sel ammoniac en quantité suffisante pour en former une pâte dont vous ferez de petites boules: faites secher ces boules & les réduisez en poudre; puis mouillant votre pouce, prenez un peu de cette poudre, & frottez-en le cuivre ou l'airain; vous lui donnerez une couleur d'argent.

Au reste, à l'exception du cuivre &

du cuivre bien pur, tous les autres métaux comme le plomb, l'étain, le fer, ſont d'une nature contraire à l'argent, & ne peuvent être mêlés enſemble. Et même à l'égard du cuivre, il ne faut pas mettre plus de cuivre que d'argent dans la compoſition; autrement l'argent perd ſa blancheur & n'eſt plus propre à être employé comme argent.

*Pour polir & luſtrer un ouvrage doré.* Prenez deux onces de tartre, deux onces de ſoufre, & quatre onces de ſel, faites-les bouillir dans moitié eau & moitié urine; trempez-y votre ouvrage doré: cette eau lui donnera un beau luſtre.

SECRET *pour dorer l'argent de la maniere la plus parfaite.* Prenez du *crocus veneris*, ou ſafran de Vénus, & du vinaigre: ajoûtez-y du vif-argent; & faites-les bouillir enſemble juſqu'à ce qu'ils acquierent la conſiſtance d'une pâte. Frottez-en l'argent que vous voulez dorer; il deviendra d'une couleur d'or rougeâtre: ce qui n'arrive point, quand on fait cette opération avec du vif-argent ſeulement. Car alors la dorure paroît pâle. C'est un secret fort curieux : on peut dorer sur cette pâte avec de l'or en feuille, au lieu que sans cela il faudroit qu'il fût broyé : elle fait paroître la dorure forte, & d'une couleur foncée.

*Pour donner à l'or une couleur forte.*

Prenez une livre de cire vierge, une once & demie de safran de Vénus, du sel ammoniac, du verd de terre fin, & de l'alun ; de chacun une once ; une demi-once & un gros de craie rouge, du safran de Mars & de la tuthie ; de chacun une demi-once ; & deux dragmes de salpêtre ou de sel de pierre : mêlez ensemble tous ces ingrédiens ; & après les avoir pulvérisés, remuez le tout, & y versez votre cire fondue. Cette composition étalée sur l'ouvrage doré que l'on fait recuire, donnera à l'or une beauté surprenante.

Ou bien prenez quatre onces de cire vierge, trois quarts-d'once de verd de terre, une demi-once de plaque de cuivre, une demi-once de craie rouge, & un quart-d'once d'alun : fondez la cire, jettez-y les autres ingrédiens bien pulvérisés, & remuez bien le tout ensemble : ensuite laissez refroidir le mélange,

& formez-en des bâtons ronds, comme les bâtons de cire à cacheter. Quand vous aurez besoin de vous en servir, faites d'abord chauffer votre or, & frottez-en toute la surface avec cette cire : ensuite faites-le recuire au feu, & passez-le promptement à travers de l'eau bouillante & du tartre ; votre or acquerra une couleur foncée.

AUTRE *moyen de nétoyer l'or & l'argent, comme broderies, étoffes d'or, tabatieres, &c.* Il ne faut point du tout se servir de liqueurs alkalines, comme seroit une dissolution de savon, pour nétoyer les galons, les broderies, ni le fil d'or tissu avec la soie, car elles en mangent la couleur : mais on peut faire revivre parfaitement le lustre d'or en le frottant avec une vergette douce trempée dans l'esprit de vin chaud, lorsque les matieres d'or ou d'argent ne sont pas trop usées. Entre tous les liquides, il n'y en a point d'autre qui ait une activité suffisante pour détacher la matiere qui fait la saleté, sans porter préjudice à la soie.

## ESTAMPES.

*Maniere de blanchir les eſtampes & de leur rendre leur premier luſtre.* Il faut faire une petite leſſive avec des cendres de ſarment de vigne : ces cendres ſont les meilleures & ne doivent pas être mêlées avec d'autres : on doit obſerver que la leſſive ne ſoit pas trop forte. Un boiſſeau de cendres ſuffira pour quatre ſceaux d'eau de riviere. On fera bouillir le tout dans une chaudiere ſept à huit heures ; après quoi, on laiſſera repoſer cette leſſive, & on couvrira la chaudiere avec un linge. Quand cette leſſive aura repoſé dans cet état l'eſpace de ſept à huit jours, on la tirera à clair par inclination.

On liera enſemble toutes les eſtampes que l'on veut nétoyer avec une ficelle entre deux cartons, de maniere cependant à n'être pas trop ſerrées, afin que la leſſive puiſſe les pénétrer toutes. On les mettra bouillir un bon quart-d'heure dans cette leſſive ; on les retirera enſuite, & après en avoir détaché la ficelle, on les mettra ſous une preſſe, avec laquelle on les comprimera bien fort pour en faire ſortir la leſſive qui sera impregnée de leur crasse : on les laissera sous la presse pendant un quart-d'heure, au bout duquel on les remettra encore bouillir un quart-d'heure, en les renouant avec une ficelle ; après quoi on les remettra sous la presse : ensuite on les mettra dans un autre chaudron plein d'eau de riviere bouillante, après les avoir liées ; on les y laissera pendant un quart-d'heure. Après cela, on les mettra deux fois dans de l'eau d'alun pour leur donner du corps & réparer ce que le papier pourroit avoir perdu de colle. Lorsqu'elles seront ainsi lessivées, on les étendra sur des ficelles attachées de deux à deux avec une épingle ou une petite fourchette de bois : on les tournera en-dedans vis-à-vis l'une de l'autre, pour les garantir de la poussière, & c'est ainsi qu'elles secheront parfaitement.

AUTRE *moyen de blanchir les estampes.* Cette opération ne se doit faire qu'à la chaleur du soleil : plus il est chaud, plus elle est prompte. Ainsi les mois de Juin, de Juillet, & d'Août, sont les plus favorables. On prend une table ou des planches, on attache des petits clous des deux côtés, on y passe des fils en travers, afin d'empêcher que le vent n'enleve les estampes : on étend ensuite du papier, de crainte que les pores du bois venant à s'ouvrir, ne communiquent à l'estampe la rousseur de l'eau qui s'y attacheroit, & qui seroit plus difficile à ôter que les taches d'huile. Il n'est pas nécessaire qu'il y ait plusieurs feuilles de papier les unes sur les autres ; il suffit que la table ou les planches en soient entiérement couvertes. On y placera les estampes sur lesquelles on veut faire l'opération, & on versera dessus de l'eau bouillante. Il faut avoir l'attention d'en verser par-tout : & comme il y a des endroits où les estampes se recoquillent, & que les plus élevées se sechent plus vîte, on aura une petite éponge fine, & on se servira de l'eau qui est dans les creux des estampes pour en mouiller les endroits qui se sechent. Après avoir versé trois ou quatre fois de l'eau bouillante, on s'appercevra que le roux ou le jaune de l'estampe s'attachera dessus. Il ne faut point s'en inquietter : plus les estampes blanchiront, plus cette espece de rouille augmentera. Quand les estampes seront blanchies, on les mettra dans un vaisseau quarré de cuivre ou de bois de la capacité de la plus grande estampe ; on versera dessus de l'eau bouillante, & on couvrira le vaisseau avec du linge ou quelque étoffe pour bien conserver la chaleur. Au bout de cinq ou six heures cette rouille se détache & s'évapore dans l'eau. Il faut observer, avant de verser cette derniere, d'étendre sur les estampes déja mouillées une feuille de fort papier blanc, de crainte que l'eau bouillante ne les déchire. Cela fait, on les étendra sur des cordes pour en exprimer l'eau, & quand elles seront à moitié seches, on les mettra dans des feuilles de papier, ou entre des cartons qu'on chargera de quelque chose de pesant pour qu'elles ne se recoquillent point. Il faut que les estampes soient bien rousses ou bien jaunes pour être deux jours à blanchir ; car elles blanchissent ordinairement dans un jour : la même opération ôte toutes sortes de taches d'huile, mais alors il faut y employer plus de temps. Celles de l'huile dont les Peintres se servent, sont les plus difficiles à effacer. On a alors la précaution de ne point exposer le côté de la gravure, & on tourne l'eſtampe, de crainte que l'ardeur du ſoleil n'en enleve la fleur.

MOYEN *de tranſporter une eſtampe ſur un verre, de façon que tous les traits y reſtent, & que le papier s'en enleve entiérement.* Moins il y a de temps qu'une eſtampe eſt imprimée, mieux elle produit l'effet dont il s'agit, parce que le noir, n'étant pas encore parfaitement ſec, ſe ſépare du papier plus facilement. Mais quoiqu'il y ait déja du temps qu'elle eſt imprimée, on s'y prend de la maniere ſuivante.

On doit mettre la taille-douce que l'on veut faire paſſer du papier ſur le verre dans un baſſin, on verſe de l'eau chaude deſſus, & on la laiſſe tremper pendant une demi-heure. Au bout de ce temps, on la retire, & on l'étend ſur un linge blanc, afin qu'il en attire l'eau. En attendant que cela ſe faſſe, on prend de la thérébentine claire de Veniſe, & on la fait chauffer ſur un petit feu de braiſe. Après avoir fait en même temps chauffer un peu le verre deſtiné à recevoir les figures de l'eſtampe, on étend la thérébentine deſſus avec un pinceau de poil en prenant garde de l'en trop charger.

Le verre étant ainsi préparé, on l'applique sur l'estampe qu'ensuite on presse de tous côtés pour qu'elle prenne bien partout. Afin que la thérébentine s'endurcisse bien, on place le verre sur un feu qui ne renvoie qu'une petite chaleur. Ensuite on fait de nouveau bien imbiber le papier, & après on le frotte avec les doigts. C'est par ce frottement qu'il s'enleve par rouleaux : mais il faut dans toute opération beaucoup de patience & d'attention, si l'on ne veut pas enlever les traits de l'estampe avec le papier. Quand on a bien réussi, on enduit la figure qui reste sur le verre de thérébentine claire, ou d'un vernis ; & on la couvre d'une mince feuille d'or, d'argent, ou de métal battus. Le métal paroissant alors au travers du verre, il semble que l'estampe ait été imprimée sur de l'or, ou sur de l'argent. On peut encore peindre les figures transportées de toutes sortes de-couleurs. Le tout étant fait ainsi, on peut aisément cacher l'artifice en enduisant le dos de la nouvelle estampe d'une simple colle ou d'un blanc d'œuf, & le couvrant d'une poudre quelconque.

## MÉDAILLE.

*Secret pour tirer exactement sur du papier l'empreinte d'une médaille.* On commence par en faire une empreinte la plus nette qu'il est possible avec la meilleure cire à cacheter. On coupe autour de cette empreinte avec la pointe d'un canif, ou avec des ciseaux bien fins toute la cire qui la déborde. On prend de l'encre dont se servent les Imprimeurs en taille-douce, & avec un pinceau un peu délié on porte un peu de cette encre sur les lettres, & dans les creux que forme le relief de la médaille. Il faut ensuite passer le doigt nud, ou couvert d'un linge serré, sur la surface de l'empreinte, jusqu'à ce qu'elle soit bien nétoyée, & qu'il ne reste plus de noir que dans les lettres, & dans les autres creux. On frotte, après cela, un doigt sur du blanc bien doux, comme le lait de chaux dont on se sert en Hollande & en Angleterre, pour blanchir les murs, & on le passe légérement sur l'empreinte, pour achever de la nétoyer & de la ſécher. On a tout prêts quelques morceaux de papier un peu plus grands que la médaille, qui ont été trempés dans l'eau, mais dont l'eau doit être un peu exprimée. On applique un de ces papiers ſur l'empreinte; & derriere le papier on met trois ou quatre morceaux de flanelle de la même grandeur. Pour tranſporter l'empreinte ſur le papier, on a deux plaques de fer bien unies, environ de deux pouces en quarré, & d'une épaiſſeur ſuffiſante, afin qu'elles ne ſe courbent pas. On place l'empreinte de cire au milieu d'une de ces plaques, avant d'y appliquer le papier & la flanelle, & l'on met l'autre plaque deſſus. Après avoir levé les deux plaques enſemble, on les met bien également dans une petite preſſe à la main, à deux vis. On ſerre alors les deux vis, & on les force même avec un coup de marteau. En ouvrant la preſſe, on trouve ſur le papier une belle empreinte. Si par haſard il y manquoit quelque choſe, il eſt aiſé de la réparer quand le papier eſt ſec avec un petit pinceau & de l'encre de la Chine.

## TABLEAUX.

*Moyen de faire revivre les couleurs*

*des tableaux noircis.* Pour faire revivre les tableaux, en ôter tout le noir, qui souvent cache une partie des figures, & enfin les rendre pafaitement neufs, & comme s'ils sortoient de la main du Peintre; il faut mettre derriere le tableau sur la toile une couche de la composition suivante.

Prenez de la graisse de rognon de bœuf, deux livres.

De l'huile de noix, une livre.

De la céruse broyée à l'huile de noix, une demi-livre.

De la terre jaune broyée aussi à l'huile de noix, une once.

Faites fondre dans un pot votre graisse, & quand elle sera tout-à-fait fondue, vous y mêlerez l'huile de noix, & ensuite la céruse & la terre jaune: vous remuerez ensuite avec un bâton pour bien mêler toutes les drogues, & vous vous servirez de cette composition tiéde.

Elle a la vertu de conserver les tableaux, de dissiper petit-à-petit tout le noir, & de les rendre toujours plus beaux en vieillissant, sans que jamais ils puissent se gâter dans la suite.

## TEINTURE.

*Maniere de teindre en rouge le bois blanc & le ſapin. Voici un moyen qui n'eſt ni diſpendieux, ni embarraſſant.* Ayez un grand panier ou baquet percé dans ſon fond de pluſieurs petits trous. Rempliſſez-le de crotin de cheval, & mettez un ſecond baquet ou autre vaiſſeau non percé ſous ce premier, afin de recevoir l'eau qui tombera du crotin, à meſure qu'il ſe pourrira. S'il eſt trop lent à ſe pourrir, aidez-le en l'arroſant d'urine de cheval, mais légérement & de temps en temps. C'eſt avec cette eau ſimple que vous donnerez à vos bois la couleur rouge, en les frottant avec une broſſe : deux couleurs ſuffiront non-ſeulement pour les peindre au-dehors, mais encore pour les pénétrer de quatre à cinq lignes ; de ſorte que, ſi l'on donne ces deux couches, lorſque l'ouvrage n'eſt encore que dégroſſi, l'ouvrier pourra l'achever & le polir, ſans crainte de découvrir la couleur naturelle du bois. Au reſte, on ne doit pas raſſembler différemment les bois blancs, car ils ne recevroient pas la même teinte de couleur, à cauſe de la différente nature & de l'âge du bois. C'est ainsi que le sapin qui est veiné présentera un rouge marbré & ondé, d'autres l'auront de couleur de rose, de pourpre; la planche vieille prendra une autre couleur que la planche neuve. Voilà pourquoi ceux qui useront de cette recette ne doivent pas employer les bois sans discernement, afin d'éviter des variétés choquantes.

MANIERE *de teindre la laine & la soie en belle couleur de feu.* Prenez d'abord pour chaque livre de soie, quatre poignées de son de froment, que vous mettrez dans deux sceaux d'eau : faites-le bouillir, & laissez-le reposer toute la nuit dans une tinette. Ensuite prenez la moitié de cette eau : mettez-y une livre d'alun, un quarteron de tartre rouge, réduit en poudre fine, & une demi-once de gurgumi aussi en poudre; mettez-les bouillir ensemble, & remuez-les bien avec un bâton. Quand ils auront bouilli pendant un quart-d'heure, ôtez la chaudiere de dessus le feu, mettez-y la soie, & couvrez-la exactement pour empêcher la vapeur de s'en échapper. Laissez le tout dans cet état pendant trois heures; ensuite rincez votre soie dans de l'eau froide : battez-la, tordez-la sur une cheville de bois, & faites-la sécher sur des cordes.

Prenez ensuite un quarteron de noix de galle, pulvérisez-les bien, & mettez-en la poudre dans un sceau d'eau de riviere. Faites-la bouillir pendant une heure : après quoi vous ôterez la chaudiere de dessus le feu, & quand vous pourrez y souffrir la main sans vous brûler, vous y mettrez votre soie, & après l'y avoir laissée pendant une heure, vous la retirerez pour la faire sécher. Quand la soie sera séche, & que vous voudrez la teindre en cramoisi, pesez pour chaque livre de soie trois quarts d'once de cochenille, que vous réduirez en poudre fine, & passerez par un tamis de soie. Ensuite vous la mettrez dans le sceau avec le reste de la lessive, & ayant bien mêlé le tout vous le ferez bouillir dans une chaudiere que vous couvrirez exactement pour empêcher qu'il n'y tombe de la poussiere. Pour-lors mettez-y deux onces & demie de tartre en poudre avec trois quarterons de mélange : faites-les bouillir pendant un quart-d'heure; ensuite

ſuite ôtez-le de deſſus le feu. Laiſſez-le refroidir un peu : mettez-y votre ſoie, & remuez-la bien avec un bâton pour empêcher que la couleur ne s'y applique par place, & tordez-la quand elle ſera froide. Si la couleur ne vous paroît pas aſſez foncée, remettez la chaudiere ſur le feu, faites-la bouillir, & lorſqu'elle ſera redevenue tiéde, recommencez à y tremper votre ſoie : enſuite ſuſpendez-la à une cheville de bois attachée au mur, tordez-la & frappez deſſus avec un battoir. Quand elle ſera ſeche, rincez-la dans la leſſive chaude où vous aurez fait diſſoudre une demi-once de ſavon de Newcaſtle, ou de tout autre ſavon eſtimé, pour chaque livre de ſoie ; enſuite rincez-la dans de l'eau froide : étendez les écheveaux de ſoie crûe ſur une cheville de bois, & après les avoir bien tords & battus tout autour, mettez-les ſécher.

AUTRE *maniere de teindre la ſoie en cramoiſi.* Prenez une demi-once de bon vitriol romain, une once de tartre, & un quart-d'once d'eſprit de vitriol : pulvériſez le tout ; mettez-le dans un vaſe d'étain, & verſez par deſſus autant d'eau qu'il en faudra pour teindre la quantité d'une demi-once de ſoie: quand le mélange eſt prêt à bouillir, jettez-y votre ſoie que vous aurez fait bouillir auparavant dans du ſon. Quand elle aura bouilli une heure ou deux dans le mélange, ôtez-la & la tordez, puis ajoûtez à la liqueur une demi-once de cochenille en poudre, & ſoixante gouttes d'eſprit de vitriol. Le tout étant prêt à bouillir, remettez-y votre ſoie, & la laiſſez tremper pendant quatre heures: après-quoi prenez de l'eau claire dans laquelle vous jetterez un peu d'eſprit de vitriol: rincez-y votre ſoie, & retirez-la enſuite pour la faire ſecher à l'ombre ſur des perches: elle ſera d'une couleur éclatante; mais ſi vous voulez que le cramoiſi ſoit foncé, prenez pour rincer votre ſoie de l'eſprit de ſel ammoniac au lieu de l'eſprit de vitriol.

*Choſes à obſerver ſur cette ſorte de teinture.* 1°. Il faut que la chaudiere ſoit faite d'un bon étain pur & exempt de toute matiere graſſe.

2°. Il faut y mettre le tartre préparé, lorsque l'eau est tiéde.

3°. Si on veut teindre de la laine filée ou estame, on peut la mettre dans la chaudiere, dès qu'elle commence à bouillir, & l'y laisser pendant deux heures.

4°. Quand elle a bien bouilli, ôtez-la, & la rincez, nettoyez la chaudiere; & mettez-y de l'eau pour le second bouilli.

5°. Ce second bouilli se fait de la même maniere que le premier, ensuite mettez-y de la cochenille réduite en poudre, & après l'avoir fait bouillir, fortement, remuez bien le tout.

6°. Après avoir bien lavé & nettoyé la soie ou la laine dans la premiere lessive, on la met sur un dévidoir que l'on tourne continuellement pour empêcher que les couleurs ne s'y attachent par place.

7°. Quand la couleur est à votre fantaisie, ôtez la laine, lavez-la & rincez-la bien & suspendez-la dans une chambre à l'ombre & à l'abri de la poussiere.

## VERNIS.

*Moyen de faire un beau vernis.* Prenez de la thérébentine, de l'esprit de thérébentine, de la poix-résine, autant de l'un que de l'autre : mêlez le tout ensemble, après avoir fait fondre la poix séparément pour la passer au travers d'un linge: puis jettez-la avec lesdites drogues auxquelles vous ferez prendre un bouillon. Vous l'appliquerez ensuite sur ce que vous voudrez vernir. Vous laisserez le pot dans lequel sera le vernis sur un réchaud pendant que vous vous en servirez, mais vous ne l'emploierez qu'après avoir mis trois couches de colle forte bien claire, faite avec des oreilles de bœuf, lesquelles vous ferez bouillir avant de vous en servir pour faire la colle avant de les nettoyer. Pendant que le vernis est sur le feu, vous pourrez y ajoûter de l'esprit de vin selon la quantité proportionnée aux drogues.

## VERNIS DE LA CHINE.

*Maniere de faire un vernis de la Chine applicable sur le bois & autres ouvrages.* Ayez une bouteille de verre blanc bien tranſparente, qu'elle ſoit bien nette & bien ſeche. Mettez-y une livre d'eſprit-de-vin, le plus clair que vous puiſſiez trouver. Empliſſez-en la bouteille juſqu'aux deux tiers; c'eſt-à-dire, qu'il reſte un tiers vuide. Mettez dans cet eſprit-de-vin deux onces de bonne gomme lacque en grain, qu'il ſoit réduite en poudre impalpable, & la même quantité de ſandaraque bien choiſie & pareillement réduite en poudre. Bouchez bien la bouteille, & laiſſez le tout infuſer au ſoleil. Il eſt eſſentiel que cette infuſion ſe faſſe à une chaleur telle que celle du ſoleil, & que la compoſition ſoit toujours au moins tiéde, parce qu'une plus grande chaleur feroit caſſer la bouteille: remuez-la de temps à autre. Vous connoîtrez que vos gommes ſeront entiérement diſſoutes, lorſqu'elles ne feront plus de ſédiment: alors retirez votre bouteille & mettez-la dans un lieu ſec à l'ombre pendant pluſieurs jours, & quand vous verrez que votre compoſition ſe partagera en deux, la partie ſupérieure d'un clair parfait, & l'inférieure plus opaque, vous préparerez une autre bouteille de gros verre, que vous nettoierez & que vous laisserez secher, en sorte qu'il n'y reste aucune humidité ni fraîcheur, aucune tache ni corps étranger : vous en serez plus assûré, si vous prenez des bouteilles neuves. Versez doucement par inclination toute la partie claire de votre composition dans votre bouteille préparée, ce sera votre vernis : mais ne versez que ce qu'il y a de plus clair, si vous voulez que votre verni soit parfait, & bouchez bien exactement votre bouteille, & tout de suite remettez deux onces d'esprit-de-vin sur votre marc. Bouchez la bouteille, remettez-la au soleil, & faites le reste comme ci-devant : vous en tirerez encore du vernis de la même qualité. Vous pourrez faire la même chose une troisiéme fois, en ajoûtant sur le marc une once d'esprit-de-vin, & passant le tout à la chausse, vous aurez un vernis de cette troisiéme opération que vous mettrez à part qui sera plus commun, mais aussi bon que le meilleur dont on fasse communément usage sur les lambris. On répétera cette même opération autant de fois qu'on le jugera à propos, & jusqu'à ce qu'on voye qu'on a assez de vernis pour faire ce qu'on veut; ou bien on peut en faire plusieurs bouteilles à la fois, ou faire cette préparation dans des vaisseaux plus grands en augmentant les doses à proportion, mais toujours en observant de laisser un espace vuide dans la bouteille où se fera la dissolution des gommes, pour ne la point casser. Une régle générale, c'est de tenir toujours les bouteilles bien bouchées, tant celles qui contiennent la composition que celles qui contiennent le vernis qu'on veut garder pour l'usage; car un vernis éventé s'épaissit, brunit, & devient moins brillant: pour l'employer même on n'en verse que peu-à-peu dans une tasse pour l'appliquer à l'instant.

Au défaut du soleil, vous pourrez faire votre dissolution dans un four encore chaud, lorsqu'on a tiré le pain, & que le four est entierement vuide, ou dans une cruche à grande ouverture qui soit vuide, où vous suspendrez votre bouteille pour y faire votre dissolution, en approchant cette cruche vuide à une certaine distance du feu, afin que la composition ne prenne qu'une chaleur tiéde. Vous recouvrez votre cruche après que vous y avez ſuſpendu votre compoſition pour y conſerver cette chaleur tiéde. Cependant le ſoleil eſt toujours plus avantageux à cauſe de l'égalité de la chaleur.

MANIERE *d'employer ce vernis.* Pour bien employer le vernis, il faut un endroit propre expoſé au ſoleil, il faut auſſi que le vernis ſoit tiéde, que le bois ou autre matiere à vernir, ait le même degré de chaleur pour réuſſir, & qu'il ne s'introduiſe dans l'endroit aucun air froid ni pouſſiere. La raiſon, c'eſt que ſi le vernis s'applique étant froid, ou ſur une matiere froide, ou qu'il y ait de la pouſſiere, il ſe ternit & devient farineux dès-qu'il eſt employé, & qu'en trempant pluſieurs fois le pinceau dans le vernis froid, il devient trouble, il s'y forme des grumeleaux qui s'attachent au pinceau & qui rendent mal le vernis ſur les endroits où on l'applique; car ſa beauté conſiſte à être brillant, uni, point écaillé, ni farineux. Le défaut de chaleur & la moindre malpropreté y ſont contraires. Il faut peu charger le pinceau, afin que le vernis n'ait pas le temps de refroidir, & que l'ouvrage en soit plus net. C'est par cette raison qu'il est nécessaire de tenir extrêmement propres les pieces qu'on veut vernir. Les pinceaux doivent être gros à proportion que l'ouvrage peut le comporter. Dans un ouvrage uni, un gros pinceau convient. Dans ceux où il y a des inégalités, comme des moulures, ou des reliefs, il faut des pinceaux plus petits pour rechercher dans tous les recoins & les enfoncemens.

On peut encore suppléer au défaut du soleil, pour l'emploi du vernis, par une étuve, ou le dessus d'un four, pourvû que le vernis & ce qu'on veut vernir ayent le degré de chaleur suffisant. On conçoit sans doute que si on n'applique pas le vernis immédiatement sur des matieres polies, mais sur de la peinture, de la dorure, bronze, découpures, qui ne doivent pas moins avoir un certain poli, il faut attendre que tout cela soit sec, avant que d'y mettre le vernis, autrement on gâteroit tout. Il ne faut pas laisser secher les pinceaux sans les avoir essuyés avec un petit linge fin & propre pour s'en servir une autre fois. S'il arrive que le vernis se soit seché sur les pinceaux, il faut les mettre tremper quelque temps dans l'esprit-de-vin avant de les essuyer.

## AUTRE VERNIS.

*Composition d'un vernis pour les parquets des appartemens.* Prenez demi-livre de gomme Arabique, un quarteron de sandaraque, deux onces de gomme-gutte, un quarteron de gomme-lacque, une livre de gomme d'Absom, avec une pinte d'esprit-de-vin.

Mettez le tout ensemble dans un pot de terre vernissé à pouvoir aller au feu & qui ne soit pas trop poreux. Bouchez bien ce pot, & remuez-le en le secouant avec la main jusqu'à ce que les gommes soient fondues. Mettez-le ensuite sur un feu qui ne soit pas trop violent de crainte que l'esprit de vin ne s'y enflamme: laissez bouillir doucement le tout l'espace de dix minutes, qui est un temps suffisant pour que la composition soit bien faite: après quoi on la passera par une étamine.

Cette composition doit s'appliquer toute chaude, & légérement sur le plancher, ou parquet, afin qu'elle y prenne mieux: mais on aura eu soin auparavant de bien nettoyer ce parquet de toute ordure & poussiere, & pour cela de le bien laver: il faut le laisser bien secher ensuite, autrement le vernis ne réussiroit pas bien. Il faut aussi donner au vernis, un temps suffisant pour bien secher. C'est pourquoi c'est en été qu'il convient de faire cette opération. On ne doit point marcher sur ce vernis qu'on n'y ait mis de la cire, & on ne doit point y mettre de la cire qu'il ne soit bien sec. Tout le monde sçait comment on cire un parquet: la cire conserve le vernis & rend le parquet luisant: mais il ne faut pas mettre le vernis sur la cire, car il ne prendroit pas. Le vernis ne s'emploie que sur les parquets ou planches de bois.

Si on veut mettre plusieurs couches de ce vernis les unes sur les autres, après qu'elles seront bien seches, il faudra les bien polir: il n'y aura rien de plus beau, ni qui rendra le bois plus brillant. Les autres boiseries des appartemens peuvent être également vernies comme les parquets; & on peut, si l'on veut les faire différentes, en ajoûtant dans le vernis telles couleurs que l'on voudra pour en faire des fonds différents. Cela produiſa un effet merveilleux; mais il faut toujours que les couleurs qu'on emploie tirent ſur le brun plus que ſur le clair, à cauſe des gommes-gutte & lacque, qui font par elles-mêmes une couleur de bois tendre.

## YVOIRE.

*Maniere de blanchir parfaitement l'yvoire.* Ayez un petit cuvier proportionné à la piéce ou à la quantité de piéces d'yvoire que vous voulez blanchir, & ſemblable à ceux où l'on fait la leſſive, c'eſt-à-dire ayant un trou dans ſon fond, où l'on met un bouchon de paille ou une canelle, & ſon couvercle. Dans ce cuvier on met une pierre de chaux vive, & environ un quarteron de cendres de brandevinier, l'eſpéce de tartre qui ſe forme au fond des alembics ou chaudieres où l'on diſtille l'eaude-vie. Il eſt cenſé que la quantité de ces deux matieres doit ſe régler ſur celle de l'yvoire qui eſt à blanchir. On met enſuite l'yvoire dans le cuvier; qui ne doit point toucher à la chaux vive, parce qu'infailliblement elle le feroit lever par écailles. Pour cet effet on diſpoſe dans le cuvier quelques bâtons en travers qui soutiennent la pierre en l'air. On verse ensuite de l'eau sur la chaux; froide d'abord, puis tiéde, chacune à plusieurs reprises, comme on fait pour le linge; & enfin bouillante. L'yvoire doit baigner dans l'eau. Il faut tenir toujours le cuvier couvert exactement, soit avec son couvercle, soit avec du linge assez épais, pour empêcher la fumée d'en sortir: car c'est cette fumée qui fait toute l'opération, & qui détache la crasse la plus enracinée. Lorsque vous jugez que votre yvoire est assez blanchi, vous le tirez du cuvier, & vous le brossez avec une brosse un peu rude trempée dans de l'eau fraîche; alors vous voyez disparoître toute la saleté, & l'yvoire devenir du plus beau blanc dont il soit susceptible: cette méthode est infiniment plus sûre que de la rosée de Mai, qui est sujette à quantité d'inconveniens: notez que si la piéce d'yvoire étoit attachée à un cerceau de bois ou autre corps, il faut l'en détacher pour faire cette opération.

## EAU ROSE.

*Maniere facile de faire de l'eau rose.*

Il ne faut pour cela ni fourneau ni-

alembic. Prenez ſimplement une terrine; mettez-y de l'eau avec autant de feuilles de roſes que vous le jugerez à-propos, après quoi vous verſerez par deſſus deux ou trois gouttes d'eſprit de vitriol: elles ſuffiront pour communiquer à l'eau non ſeulement les couleurs, mais encore l'odeur des roſes.

## FAYANCE.

*Moyen de rendre la fayance moins fragile, & préſerver ſon émail de toutes gerſures.* Lorſque l'on a acheté de la fayance, il faut, avant que de s'en ſervir, la mettre dans un chauderon avec de l'eau qui la ſurnage. Les piéces ſeront diſpoſées de telle ſorte que l'eau les baignera de tous côtés, c'eſt-à-dire qu'on les placera un peu penchées ſur le côté, & l'on mettra entre elle de petits morceaux de bois qui les ſépareront & les empêcheront de ſe toucher. Enſuite on jettera dans l'eau beaucoup de cendres, mais des cendres de bois neuf ou flotté, avec cette différence qu'il en faudra une plus grande quantité de celles-ci que des premieres, parce que le bois flotté a beaucoup moins de ſels que le bois neuf;

mais il est bon d'avertir que les cendres de charbon ne valent rien pour cela. Les cendres étant mises, on placera la chaudiere ou le chauderon sur le feu, & on fera chauffer l'eau jusqu'à ce qu'elle bouille. On entretiendra cette ébullition pendant une heure & demie & même deux heures, après lesquelles on retirera la chaudiere, & on laissera refroidir le tout ensemble. Il ne faut pas une grande physique pour comprendre que les sels des cendres dissous dans l'eau s'incrustent par l'action du feu dans les pores de la fayance, la rendent ainsi plus compacte, & lui donnent une solidité qu'elle n'avoit pas. Ces mêmes sels fortifient la continuité de l'émail, & par ce moyen le préservent de toute fêlure. On peut assurer que ceux qui prendront cette précaution recueilleront avec plaisir le fruit d'une peine bien légere.

## TABLETTES.

MANIERE *de faire des tablettes blanches pour écrire dessus avec une aiguille ou stilet d'argent.* Prenez du plâtre de Paris le plus fin : détrempez-le avec de la corne de cerf, ou toute autre colle, & ayant étendu votre parchemin bien uniment sur un chassis, enduisez-le de ce mêlange par les deux côtés: quand il est sec, grattez & adoucissez-le comme auparavant: ensuite prenez de la céruse, broyez-la bien fine avec de l'huile de lin qui a bouilli: appliquez-en une couche fort unie sur votre parchemin avec un pinceau, & mettez-le secher à l'ombre pendant cinq ou six jours: quand il est sec, passez-y légérement une éponge humide ou un linge mouillé pour le rendre encore plus uni, & laissez-le secher entierement jusqu'à ce qu'il soit en état de pouvoir servir. Pour lors coupéz vos tablettes de la grandeur que vous voudrez avec un instrument bien tranchant, & reliez-en les feuillets en livre, à la couverture duquel vous placerez le stilet ou aiguille d'argent.

AUTRE *maniere pour écrire avec une aiguille de laiton.* On fait en Allemagne de petits livres composés de feuilles couvertes de bitume ou vernis, sur lequel on peut écrire avec une aiguille de laiton & effacer ensuite l'écriture avec un linge un peu mouillé. Voici la maniere de les faire. Prenez du plâtre passé par un tamis très-fin, incorporez-le avec de la colle d'Allemagne, & couvrez-en la planche ou le papier. Lorsqu'il sera sec, ratissez-le pour le bien unir, & recouvrez de plâtre comme la premiere fois. Cette seconde couche étant seche, on en donnera une de céruse bien broyée avec de l'huile de lin cuite : mais il faut que cette couche soit légere, la bien unir avec le doigt, & la laisser secher à l'ombre cinq à six jours: on unira ensuite la surface avec un linge mouillé, & l'on pourra écrire dessus au bout de vingt jours ou environ, avec une aiguille de laiton dont la pointe soit arrondie.

## CORBEAUX.

*Maniere amusante d'attraper les corbeaux. Comme les corbeaux mangent les grains dans la campagne & qu'ils y font bien des ravages, c'est toujours une chose utile que de chercher à les détruire. Voici pour cela une méthode sûre & en même temps amusante.* Prenez une livre de viande, découpez-la en plusieurs morceaux, à-peu-près de la grosseur d'une noix : faites proviſion d'une main de papier ou plus, & d'un petit pot rempli de glu. Enſuite tranſportez-vous dans un endroit, où vous ſçavez qu'il ſe raſſemble beaucoup de corbeaux : pour lors faites autant de cornets que vous avez de morceaux de viande, employez à chaque cornet une feuille de papier ; & pour agir plus prudemment, faites-y un point d'aiguille en haut & en bas : pour lors mettez-y un de vos morceaux, & frottez de glu l'entrée du cornet en dedans : placez tous vos cornets de diſtance en diſtance, & retirez-vous à l'écart. Bientôt les corbeaux, friands de cette viande fraîche, ſe jetteront deſſus avec toute l'avidité poſſible, &, fourrant leur tête juſqu'au fond du cornet pour atteindre à leur proie, qui eſt trop enfoncée, s'englueront les plumes à l'entrée du cornet, & ne pourront plus retirer leur tête : alors, ſans plus ſonger à leur proie, & ſe trouvant aveuglés, ils prendront leur vol, & s'éleveront dans l'air tant qu'ils pourront juſqu'à perte de vue, mais toujours perpendiculairement. Ne croyez pas pour cela les avoir perdus de vue ; car vous les verrez peu de temps après, c'eſt-à-dire, quand les forces leur manqueront, retomber directement au même endroit où ils auront pris leur volée: pour lors il vous sera bien facile de vous en saisir, ou de les assommer en leur donnant à chacun un bon coup de bâton sur la tête: on en peut expédier ainsi facilement tant qu'on veut. C'est un vrai plaisir de voir dans la même minute, dix, douze, & quelquefois plus, de ces corbeaux prendre leur volée tout à la fois, & retomber ensuite les uns après les autres selon que les forces leur manquent plutôt ou plus tard aux uns qu'aux autres. On en prend quelquefois jusqu'à soixante dans une matinée, une livre de viande suffit pour cela: car, au moyen de ce que le cornet est haut, ils ne peuvent pas atteindre au morceau qui est au fond. D'ailleurs, ils sont si étourdis de se voir pris de la sorte, qu'ils ne songent plus à leur proie, qui peut servir à en attraper d'autres.

## GEAI.

*Chasse du geai, ou moyen facile & amusant de prendre les geais. On sçait combien les merles, les pies, & les geais sont difficiles à joindre pour pouvoir les tirer, à cause de la finesse de leur ouïe & de leur odorat. Voici néanmoins un moyen de faire cette chasse avec succès.* Ayez un geai privé, & le portez dans une cage couverte vers une futaie ou autre bois, où vous soupçonnerez qu'il y aura des geais. Avancez cent ou deux cents pas dans le bois, & choisissez un lieu un peu découvert. Alors prenez votre oiseau, renversez-le contre terre sur le dos; & avec deux petites fourches dont vous vous serez muni, contenez-le sur le terrein en engageant ses deux aîles sous ces fourches, que vous planterez si avant en terre que, malgré tous ses efforts, il ne puisse se mettre en liberté: il faut observer de ne point blesser l'oiseau, afin qu'il vous serve plusieurs fois. Votre geai étant ainsi placé, retirez-vous dans le bois: postez-vous de façon que, sans être trop en vûe, vous puissiez avoir le plaisir de voir tout ce qui se passera. Aux cris que poussera le geai, en se débattant, tous ceux qui seront à demi-lieue à la ronde ne manqueront pas d'accourir d'arbre en arbre jusqu'au lieu où ils verront leur camarade si mal à son aise : ils voleront aussitôt à terre, tourneront & sauteront autour de lui, & s'en approcheront sans aucune défiance : celui-ci, qui aura la tête & les pattes libres, désespéré de se voir le seul malheureux de sa troupe, ne manquera pas de saisir celui d'entr'eux qui passera trop près de lui, & certainement ne le lâchera plus. Les cris que jettera le nouveau prisonnier, vous avertiront que votre geai a fait son coup : vous sortirez du lieu où vous vous êtes caché, & vous irez prendre votre proie : tous les geais s'envoleront aussitôt, mais soyez assuré qu'ils n'iront pas loin. Retournez dans votre embuscade, vous les verrez bientôt revenir, & votre geai en attrapera un second : ainsi vous pourrez en avoir plusieurs de suite ; & votre geai, en le ménageant, pourra vous servir plusieurs chasses.

Comme dans une de ces chasses il a été pris un merle, on a lieu de croire que la même ruse sert pour les merles & les pies : c'est ce qu'il est facile d'éprouver.

## *APPROBATION.*

J'AI lû, par ordre de Monſeigneur le Vice-Chancelier, un manuſcrit intitulé : *l'Albert Moderne, ou nouveaux ſecrets approuvés & licites, d'après les découvertes les plus récentes ;* & je n'y ai rien trouvé qui puiſſe en empêcher l'impreſſion. A Paris le dix-huit Août 1769.

*Signé* ARNOULT.

## *EXTRAIT DU PRIVILEGE.*

LOUIS, par la grace de Dieu, Roi de France & de Navarre, &c. SALUT. Notre amée la veuve DUCHESNE, Libraire, Nous a fait expoſer qu'elle déſireroit faire imprimer & donner au Public *l'Albert Moderne, ou nouveaux ſecrets éprouvés & licites, recueillis d'après les découvertes les plus recentes, par le S****, s'il Nous plaiſoit lui accorder nos Lettres de Permiſſion pour ce néceſſaires. A CES CAUSES, voulant favorablement traiter l'Expoſante, Nous lui avons permis & permettons par ces Préſentes de faire imprimer ledit Ouvrage autant de fois que bon lui ſemblera, de le vendre, faire vendre & débiter par tout notre Royaume pendant le temps de trois années conſécutives, à compter du jour de la date des Préſentes. Faiſons défenſes à tous Imprimeurs, Libraires & autres perſonnes de quelque qualité & condition qu'elles ſoient, d'en introduire d'impreſſion étrangere dans aucun lieu de notre obéiſſance ; &c. Car tel eſt notre plaiſir. Donné à Paris, le trentiéme jour du mois de Mars l'an mil ſept cent ſoixante-huit, & de notre Regne le cinquante-troiſiéme. Par le Roi en ſon Conſeil.

LE BEGUE.

*Regiſtré ſur le Regiſtre XVII de la Chambre Royale & Syndicale Libraires & Imprimeurs de Paris, N°. 1317. fol. 402. conformément au Réglement de 1723. A Paris, ce 8 Avril 1768.*

GANEAU, Syndic.

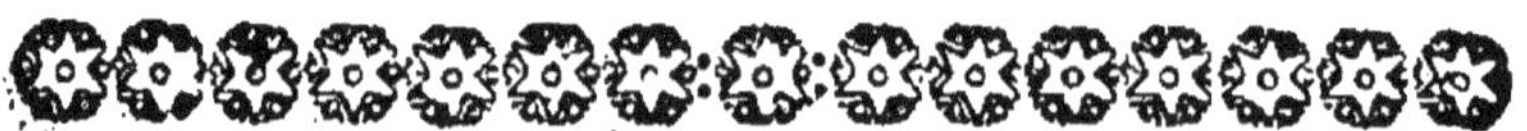

# TABLE DES MATIERES

*Contenues dans cet Ouvrage.*

## PREMIERE PARTIE.

*Maniaques*

## SECONDE PARTIE.

### L'UTILITÉ.

## TROISIÉME PARTIE.

### L'AGRÉMENT.

LES FLEURS.



SECRETS SUR LA PEINTURE.

Et 1°. sur les Couleurs.

Sur la Peinture en Pastel.

Fin de la Table.

www.ingramcontent.com/pod-product-compliance
Lightning Source LLC
LaVergne TN
LVHW010529100826
845148LV00001B/132

* 9 7 8 2 0 1 2 6 7 5 9 4 0 *